MANUAL DE DEFENSA PERSONAL

LOS MEJORES MOVIMIENTOS DE LUCHA EN LA CALLE Y TÉCNICAS DE AUTODEFENSA

SAM FURY

Ilustrado por
NEIL GERMIO

Traducido por
MINCOR, INC

Copyright SF Nonfiction Books © 2021

www.SFNonfictionBooks.com

Todos los derechos reservados

Ninguna parte de este documento puede reproducirse sin el consentimiento por escrito del autor.

ADVERTENCIAS Y EXENCIONES DE RESPONSABILIDAD

La información de esta publicación se hace pública solo como referencia.

Ni el autor, editor ni ninguna otra persona involucrada en la producción de esta publicación es responsable de la manera en que el lector use la información o el resultado de sus acciones.

ÍNDICE

Introducción ix

PRINCIPIOS DE DEFENSA PERSONAL

Consciencia y Acción	3
Principios de Ataque	7
Áreas Objetivo	9
Entrenamiento	12

TÉCNICAS DE DEFENSA PERSONAL BÁSICA

Postura de Preparación Lista	21
Juego de Pies	24
Armas Improvisadas	27
Patada Lateral Baja	33
Ataque a las Ingles	35
Doblar los Dedos	37
Talón de la Palma	38
Codos	39
Estallido de Codo	40
Gubia de Ojos	42
Cabezazo	43
Romper Caídas	44
Patada y Pivote	48
Aplicación	50

GOLPES Y ESTRATEGIAS AVANZADAS

Puñetazo Directo de Líder	57
Golpe de Revés	61
Deslizar, Desviar y Golpear	62
Combinación 1 - 2	65
Salto de Retroceso	66
Rodillas	67
Gancho de Pala	68
Guillotina	69

Estrangulamiento Trasero Desnudo	72
Tropiezo Simple	74
Derribo Desde el Suelo	75
Ataques de Montaje	76
Blitzkrieg (Guerra Relámpago)	78
Finta	80
Ataques de Inmovilización	81

DESARMES

Arma vs Arma	85
Defensa de Armas Bajas	86
Defensa Contra Armas Altas	88
Defensa Contra Pistola Desarmado	90
Oponentes Múltiples	95
Bloqueos de Cumplimiento	99
Referencias	101
Recomendaciones del Autor	103
Acerca de Sam Fury	105

GRACIAS POR TU COMPRA

Si te gusta este libro, deja una reseña donde lo compraste. Esto ayuda más de lo que la mayoría de la gente piensa.

Para encontrar más SF Nonfiction Books disponibles en español, visita:

www.SFNonFictionbooks.com/Foreign-Language-Books

Gracias de nuevo por tu apoyo,

Sam Fury, autor.

INTRODUCTION

«No le temo al hombre que ha practicado 10,000 patadas una vez, sino al hombre que ha practicado una patada 10,000 veces» - Bruce Lee

Este manual de entrenamiento de defensa personal sensato se enfoca en las técnicas más efectivas de una amplia variedad de artes marciales, que incluyen (pero no se limitan a):

- Jeet Kune Do (el arte marcial de Bruce Lee)
- Defensa personal Vortex Control (defensa personal ecléctica)
- Kali / Escrima Arnis (artes marciales filipinas basadas en armas) Wing Chun (arte marcial chino eficiente)
- Krav Maga (ejército israelí) Systema (ejército ruso)
- Artes marciales mixtas (golpes y combates terrestres)

A pesar de la amplia variedad de recursos, este manual es minimalista. Contiene lecciones progresivas paso a paso, divididas en cuatro secciones. Para obtener mejores resultados, aprende cada sección en orden.

Sección 1: Principios de defensa personal

Explicaciones de temas que se relacionan con la defensa personal y el entrenamiento, pero que no son técnicas específicas.

Sección 2: Técnicas básicas de defensa personal

Técnicas simples y efectivas que te permiten escapar de tus atacantes y obtener ayuda.

Sección 3: Ataques y estrategias avanzadas

Golpes imprescindibles y estrategias básicas de defensa personal en una lucha en curso. Estas técnicas también son buenas para cuando las técnicas básicas de defensa personal son demasiado agresivas, como en un pub «amistoso» o en una pelea en el patio de la escuela.

Sección 4: Desarme

Esta sección cubre los desarmes con y sin tu propia arma, así como la estrategia de lucha grupal y los bloqueos de cumplimiento básicos.

PRINCIPIOS DE DEFENSA PERSONAL

Esta sección cubre temas genéricos relacionados con la defensa personal que no son técnicas.

No descartes los temas de esta sección. La información que aprenderás aquí es más valiosa desde el punto de vista de la defensa personal que cualquiera de las técnicas individuales.

CONSCIENCIA Y ACCIÓN

La consciencia y la acción te brindan la mejor oportunidad de evitar o de sobrevivir a cualquier situación peligrosa. Aquí, ambas se explican en referencia a la defensa personal.

Alerta

La constante alerta de tu entorno y de las personas es la mejor manera de mantenerse fuera de peligro.

Notarás señales de advertencia tempranas y darás un aire de que estás alerta, lo que te hará menos objetivo para los atacantes.

Siempre que ingreses a una nueva situación o habitación, escanea el lugar y toma nota mental de lo siguiente:

- Salidas
- Armas improvisadas (ver el capítulo Armas improvisadas)
- Individuos «sospechosos»
- Cualquier otro peligro potencial

Aquí se muestran algunos signos comunes de agresión:

- Miradas fijas o miradas con los ojos abiertos
- Pechos hinchados
- Movimientos repentinos o erráticos
- Amenazas verbales
- Alboroto
- Puños cerrados
- Mostrar un arma

Acción

La acción decisiva te mantendrá a salvo frente al peligro.

Evitar un conflicto físico es tu objetivo principal cuando te enfrentas a un individuo agresivo. Retrocede fuera de la distancia de ataque y adopta la postura pasiva de preparación (consulta el capítulo Postura de preparación).

Prueba una de las siguientes tácticas:

- **Disipa.** Mantén la calma y muéstrate agradable y amigable. Sé educado y cooperador, pero no demasiado sumiso.
- **Cumple.** Generalmente, no vale la pena pelear por bienes materiales.
- **Finge.** Fingir locura, convulsión o decir a un probable atacante que tienes una enfermedad infecciosa puede disuadirlo

Cuando tu táctica de prevención no funcione, deberás elegir entre huir o luchar.

«Huir» se traduce como «correr y gritar». Es preferible siempre a luchar.

Si corresponde, arroja lo que tu atacante quiera en la dirección opuesta a donde deseas correr.

Corre hacia un lugar seguro, un área bien iluminada donde haya otras personas, como una estación de policía, una gasolinera o un centro comercial.

Si estás escondido, llama a la policía y luego pon tu teléfono en silencio.

Cuando te veas obligado a luchar, sé agresivo y corre cuando sea posible.

El movimiento te salvará la vida. Lucha, golpea, corre.

Nota: Si tu pelea inicial no tiene éxito y está claro que te cogerán, ríndete antes de que te noqueen, te maten o te incapaciten.

Aprende técnicas de escape y evasión para tener la mejor oportunidad de sobrevivir más allá de la pelea inicial.

www.SFNonFictionbooks.com/Foreign-Language-Books

Después de un ataque

Los siguientes consejos te mantendrán a salvo después de un ataque:

- Huye del área a un lugar seguro.
- Llama a los servicios de emergencia.
- Aplica primeros auxilios de emergencia.
- Busca atención médica incluso si no tienes lesiones visibles.
- No conduzcas, en caso de que puedas entrar en un shock retardado.
- Escribe una descripción de tus atacantes y el incidente, incluyendo cómo se escaparon (a pie, tipo de vehículo, dirección, etc.)
- Cancela tus tarjetas de crédito, si corresponde.
- Si te robaron las llaves, cambia tus cerraduras.
- Si alguien llama para decirte que encontró tus pertenencias, pídele a otra persona que las recoja mientras te quedas en casa.
- Únete a grupos de apoyo si sientes la necesidad.

Fuerza razonable

Diferentes situaciones requieren diferentes grados de fuerza. Tú mismo lo decides.

Haz lo que tengas que hacer para escapar, pero debes saber que tus acciones tienen consecuencias. Si reaccionas con exageración, puedes tener problemas con la ley.

Si la policía te enfrenta en una situación en la que la fuerza excesiva puede ser un problema, quédate callado. Sé cortés; solo diles lo que exige la ley en tu país, como tu nombre y dirección. Nunca admitas ningún delito y consigue un abogado.

Capítulos Relacionados

- Armas Improvisadas

PRINCIPIOS DE ATAQUE

Cuando tienes que luchar, el ataque es tu mejor defensa.

Sigue los siguientes cuatro principios para asegurarte de que tu ataque tenga éxito.

Sorpresa

Hay varias maneras de aprovechar el elemento sorpresa.

Golpea primero. Cuando sientas que la violencia es inevitable, tienes muchas más posibilidades de salir victorioso si asestas el primer golpe. Pero no te detengas ahí; sigue atacando hasta que tu agresor caiga. El primer golpe no es suficiente. También quieres asestar el último golpe.

Golpea cuando esté distraído. Golpear primero es bueno. Golpear cuando él no está listo es mejor.

Lo único que necesitas es medio segundo en lo que el oponente mira hacia otro lado, parpadea o lo distraiga un pensamiento.

Puedes crear este tiempo haciéndole una pregunta, golpeando bajo, haciendo un ruido aleatorio, etc.

Sencillez

Como ocurre con muchas cosas en la vida, mantener las cosas simples es la mejor manera de lograr tu objetivo.

En la defensa personal, tu objetivo es escapar.

Unos pocos golpes simples a las áreas de objetivo principales te ayudarán en la mayoría de las situaciones para que puedas huir.

Agresión

Ataca duro, rápido e implacablemente hasta lograr tu objetivo.

Un buen golpe puede noquearlo, pero no esperes que ocurra. Continúa atacando hasta que hayas hecho suficiente daño como para darte tiempo para escapar.

También debes ser agresivo en tu escape. Ya sea que elijas correr o luchar, retirarte o acercarte, hazlo de todo corazón. En una situación de defensa personal, la duda es tu enemigo.

Adaptación

Cada situación es diferente y cada acción tiene una reacción.

Si algo no funciona, prueba con un enfoque diferente.

Sigue moviéndote, sigue atacando y sigue luchando hasta que estés libre.

Una de las principales razones por las que los golpes simples son mejores que las técnicas de defensa personal «sofisticadas» es que son fáciles de adaptar.

ÁREAS OBJETIVO

Para sacar el máximo provecho, golpea tan fuerte como puedas en el área más vulnerable disponible. Eso no es necesariamente un punto de presión. No necesitas un golpe preciso. Esto es lo que hace que las siguientes áreas sean buenos objetivos.

Objetivos primarios

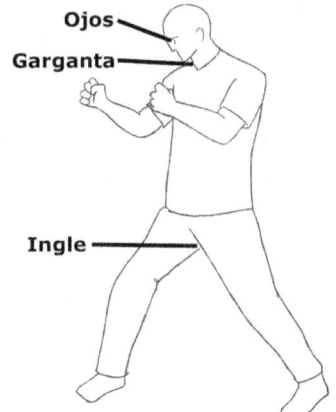

Atacar una de estas áreas causará mucho dolor con poco esfuerzo (excepto aplicando un estrangulamiento, que es una técnica avanzada).

Ojos. Una zona pequeña, pero muy vulnerable. Usa una gubia de ojos.

Cuello o garganta. Causa dolor o estrangula a tu atacante. Presiona en el punto hueco debajo de la nuez de Adán con el pulgar, o aplica un agarre de estrangulamiento.

Ingle. Atacar la ingle es eficaz para todos los géneros. Patada, rodilla, agarrar, etc.

Objetivos secundarios

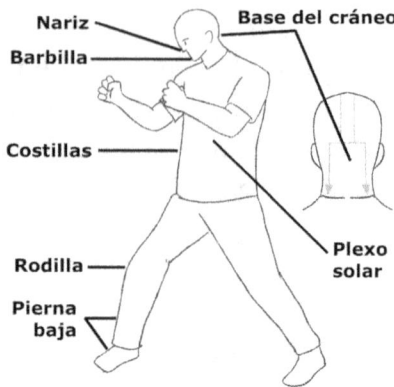

Cuando no deseas causar tanto daño, o si un objetivo principal no está disponible, una de estas áreas de objetivos secundarios puede hacer el trabajo.

Base del cráneo. Aunque necesitas estar detrás de él, un buen codo o la palma de la mano hacia la base de su cráneo puede dejar inconsciente a alguien.

Nariz. Un golpe a este blanco suave causará dolor, los ojos del atacante se aguarán y habrá un alto potencial de flujo sanguíneo (que es psicológicamente dañino).

Punta de barbilla. Un buen golpe aquí puede noquear a alguien, especialmente si tiene la boca abierta (golpea mientras habla). Usa palmas, codos, rodillas y puñetazos.

Plexo solar. Un codo trasero sólido, una rodilla o un puñetazo directo al plexo solar le dejará sin aliento.

Costillas. Sus costillas inferiores son un gran objetivo para la parte inferior del torso o lateral. Usar ganchos de pala o golpes de codo horizontales.

Rodilla. Una patada lateral a la rodilla detendrá en el acto a un atacante que avanza hacia ti. También tiene el potencial de poner fin a la pelea.

Pierna baja. Una patada en la espinilla o un pisotón en el pie son excelentes distracciones de dolor.

Las áreas objetivo indicadas anteriormente son las preferidas, pero no exclusivas. Golpear casi en cualquier lugar es mejor que en ninguna parte, siempre que el área objetivo no sea más dura que tu arma. Por ejemplo, no golpees a tu atacante en la frente.

Los puntos duros notables en el cuerpo son la parte superior de la cabeza (por encima de la línea de la ceja o sien), los codos y las rodillas.

Capítulos Relacionados

- Gubia de Ojos

ENTRENAMIENTO

Ninguna de las técnicas de este manual funcionará sin entrenamiento.

Puedes aprender todas las técnicas de este libro en un día si lo deseas, pero eso no es suficiente para adquirir la habilidad.

Este es mi consejo (y cómo me entreno a mí mismo y a los demás).

Primero, repasa las técnicas una por una, en orden. Si aprendes de cinco a seis técnicas por día, esto te llevará aproximadamente una semana.

Después de eso, lleva a cabo una sesión de entrenamiento diaria. La sesión puede incluir algunos o todos los siguientes:

- Calentamiento
- Entrenamiento de técnicas
- Entrenamiento de reacción
- Acondicionamiento físico
- Enfriar o estirar
- Respiración de cuadrilátero o box breathing

Cuando te sientas con confianza, enséñale a los demás. Esto tiene una serie de beneficios:

- Te permite mostrarles a tus seres queridos cómo protegerse
- Te da compañeros de entrenamiento
- Te ayuda a absorber las lecciones más completamente

Seguridad en el entrenamiento

He aquí algunos consejos para promover una sesión de entrenamiento segura:

- Asegúrate de estar físicamente listo antes de comenzar a entrenar. Si tienes alguna duda, consulta a tu médico.
- Utiliza el equipo adecuado cuando corresponda, como tapetes, armas de entrenamiento y ropa protectora.
- Usa equipo de seguridad, pero lucha como si no lo tuvieras para no descuidar tu defensa.
- Quítate todas las joyas.
- No entrenes con lesiones. Si estás lesionado, haz que un profesional revise las lesiones lo antes posible para evitar que empeoren.
- Entrena para la realidad, pero usa solo la fuerza suficiente para obtener el efecto deseado.
- Toque de salida temprano.

Toque de salida

Hacer toque de salida es algo que puedes hacer cuando quieres someterte o darte por vencido, cuando un candado comienza a doler, por ejemplo. Toca a tu oponente al menos dos veces, para que lo sienta. Debe soltarte de inmediato. Si no puedes alcanzar a tu oponente, toca el suelo. También puedes utilizar un toque verbal, como «detente».

Pon la seguridad antes que el orgullo. «Toca» antes de que lo necesites.

Calentamiento

Prepara tu cuerpo para el ejercicio con movimientos físicos ligeros. Esto evita lesiones durante un entrenamiento más duro.

Hacer de 5 a 10 ejercicios de «súper burpee» es bueno. Un «súper burpee» es un ejercicio de calentamiento, acondicionador muscular y estiramiento, todo en uno. Las instrucciones sobre cómo hacer un «súper burpee» se encuentran en tus materiales de regalo (consulta el capítulo de Materiales de regalo al final de este manual).

También son buenas opciones: trotar, saltar o hacer un ligero boxeo de sombras de cinco a 10 minutos.

Técnica

Elige concentrarte en una o dos técnicas para cada sesión de entrenamiento.

Entrénate en cada técnica para aumentar tu fuerza, velocidad y precisión.

Ve despacio para comenzar, enfocándote en el movimiento correcto. Asegúrate de mantenerte equilibrado en todo momento. Quieres inculcar el movimiento correcto en tu memoria muscular. Haz esto mediante la repetición.

El movimiento mal entrenado es difícil de desaprender, así que hazlo correctamente desde el principio. Usa un espejo.

Cuando hayas logrado el movimiento correcto, aumenta la velocidad. Mantente relajado y muévete suavemente. Solo ponte tenso con el impacto.

Algo que ayudará a aumentar tu velocidad es minimizar el telégrafo. Telegrafiar es cualquier movimiento preparatorio que realices que pueda alertar al oponente de tu acción prevista.

Echar hacia atrás la mano, mirar un área objetivo o mover la cara son ejemplos de telégrafo. Deseas telegrafiar lo menos posible para garantizar la máxima velocidad y sorpresa. Entrénate para golpear desde donde sea que esté tu mano (o pie).

Para leer las señales que tu oponente podría estar telegrafiando, mira su pecho o sus ojos. Mirar su pecho es menos conflictivo.

Siempre imagina un área objetivo cuando estés entrenando, ya sea que estés golpeando una almohadilla o el aire. Apunta al objetivo y asesta un golpe repentino para aumentar la fuerza.

Finalmente, practica tus golpes con toda tu fuerza contra un saco de boxeo o almohadillas sostenidas por un compañero. Este tipo de entrenamiento:

- Acondiciona tu cuerpo para absorber el impacto de los golpes.
- Te permite usar la agresión total combinando intensidad con fuerza.
- Te ayuda a evitar retroceder golpes en una situación real.

Lados líderes o traseros

Tu lado líder es el lado de tu cuerpo que está más hacia adelante y tu lado trasero es el lado de tu cuerpo que está más atrás.

Por ejemplo, si estás en una posición con el pie derecho hacia adelante, entonces tu lado derecho es tu lado líder y tu lado izquierdo es tu lado trasero.

En la mayoría de los casos, es preferible tener a tu lado dominante como líder y atacar con él. Sin embargo, siempre debes entrenar en ambos lados de tu cuerpo.

Un golpe líder no es tan poderoso como un golpe trasero porque hay menos impulso, pero es menos telegrafiado. Entrena para mejorar la potencia de tus golpes líder.

Entrenamiento de reacción

El entrenamiento de reacción es cuando reaccionas a un ataque desconocido. Tu(s) compañero(s) de entrenamiento te ataca y tú te defiendes o escapas de la forma que quieras. Este tipo de entrenamiento te permite:

- Averiguar lo que funciona mejor para ti.
- Aprender a adaptar técnicas a diversas situaciones.
- Inculcar la mentalidad de «actuar rápido».

Empieza despacio. A medida que mejoren tus habilidades, aumenta tu velocidad de manera segura.

La clave de este tipo de entrenamiento es atacar y reaccionar tanto como lo harías en un escenario real mientras te mantienes a salvo (es decir, sin provocar lesiones duraderas). Por ejemplo, es poco probable que un atacante te agarre y se quede quieto. Espera que tenga la intención de arrastrarte.

Tu nivel de potencia está separado de tu intensidad. Aún puedes actuar de manera muy agresiva sin golpear a tu compañero de entrenamiento.

Espera algo de dolor y moretones. Esto es bueno con moderación, ya que garantizan que no te sorprendas por el impacto en una situación de la vida real.

Varía tus compañeros de entrenamiento para obtener diferentes reacciones, tamaños, fortalezas, etc.

Acondicionamiento físico

Pelear requiere mucha energía.

El entrenamiento básico de defensa personal con calentamiento, técnica y entrenamiento de reacción te mantendrá en forma, pero cuanto más tiempo puedas durar, más posibilidades tendrás.

Además, tu defensa número uno es correr, por lo que entrenar para escaparte de tu oponente es muy útil.

Esprintar es una excelente manera de hacer esto. Entrena hasta esprintar sin parar durante períodos de tiempo cada vez más largos.

El entrenamiento en circuito con «sprints», flexiones de brazos y otros ejercicios de acondicionamiento (flexiones de pecho, «súper burpee», etc.) es un excelente entrenamiento sin equipo.

Enfriamiento o estiramiento

Estirar tu cuerpo asegura que tus músculos se mantengan flexibles. Esto aumenta la flexibilidad y la velocidad de movimiento. También promueve una recuperación muscular más rápida y previene lesiones.

Respiración de cuadrilátero o «box breathing»

La respiración de cuadrilátero es una técnica de respiración simple creada por Mark Divine. Úsalo para calmarte en situaciones estresantes.

- Vacía tus pulmones de todo el aire.
- Mantente así durante cuatro segundos.
- Inhala por la nariz durante cuatro segundos.
- Mantente así durante cuatro segundos.
- Exhala durante cuatro segundos.
- Repite varias veces si es necesario.

Practica la respiración de cuadrilátero durante un mínimo de cinco minutos al final de tu sesión de entrenamiento. Esta simple forma de meditación reducirá tus niveles generales de estrés, lo que te mantendrá más tranquilo en situaciones estresantes.

TÉCNICAS DE DEFENSA PERSONAL BÁSICA

Usa las técnicas de esta sección para escapar de situaciones potencialmente peligrosas para la vida, como el secuestro y la agresión sexual. Estas son cosas que todo hombre, mujer y niño debería saber para su defensa personal.

POSTURA DE PREPARACIÓN LISTA

La postura de preparación lista garantiza el equilibrio y la accesibilidad del movimiento para el ataque y la defensa. Puedes ajustarla para transmitir un comportamiento pasivo o agresivo dependiendo del mensaje que quieras enviarle a tu oponente.

Tan pronto como te sientas amenazado, adopta la postura lista.

En el caso de un ataque sorpresa, adóptala cuando puedas.

Postura pasiva lista

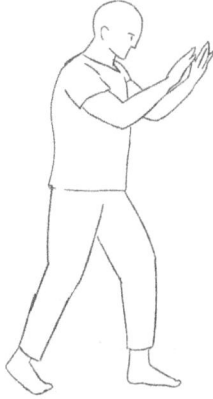

Usa la postura pasiva preparada cuando no estés seguro de si una confrontación se volverá violenta o para dar la impresión de cumplimiento.

Da un paso atrás con la pierna débil para que tus pies estén separados al ancho de los hombros. Dar un paso atrás es un gesto no agresivo y crea espacio.

Dobla ligeramente las rodillas y mantén las manos a la altura de los ojos, separadas al ancho de hombros.

Gira las palmas hacia tu oponente, mirando ligeramente hacia dentro y apuntando a su cabeza.

Mantén los codos cerca de tu cuerpo.

Relaja tus músculos para que puedas hacer movimientos más rápidos cuando sea necesario.

Postura agresiva lista

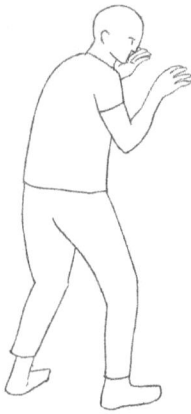

La postura agresiva lista es una versión más compacta de la postura pasiva lista.

Adóptala desde el principio si esperas violencia, o después del primer golpe tuyo o de tu oponente.

Inclínate ligeramente hacia delante, con tu mano líder adelantada.

Coloca los codos más cerca de tu cuerpo y deja caer la cadera para que lo enfrentes más de lado.

Mantén los dientes juntos, pero no apretados con fuerza, y mete la barbilla detrás del hombro adelantado.

Cierra tus manos en puños sin apretar si quieres.

Mantente relajado.

Al adoptar la postura de agresivo listo desde el principio (no después de una postura de pasivo listo), puedes dar un paso atrás con la pierna débil

(por ejemplo, cuando te empujan) o ataca apoyándote en tu pierna dominante.

No des un paso adelante sin un ataque o un contraataque defensivo. Es más fácil atacar si haces eso.

JUEGO DE PIES

El juego de pies correcto te permite moverte sin perder el equilibrio.

La postura lista te da la base para un juego de pies adecuado. Sin importar hacia dónde te muevas, mantente lo más cerca posible de la postura de listo.

Principios generales:

- Toma pequeños pasos. Varios pasos pequeños son mejores que uno grande.
- Mantén los pies pegados al suelo y separados al ancho de los hombros. Mantén los pies debajo del cuerpo, con las rodillas ligeramente dobladas y la guardia levantada.
- Nunca cruces los pies.
- Muévete con suavidad.
- Sea cual sea la forma en que te muevas, ese es el pie que se mueve primero. Por ejemplo, si te mueves hacia delante, mueve primero el pie delantero. Si te mueves a la derecha, mueve primero el pie derecho.

Arrastrar los pies hacia delante

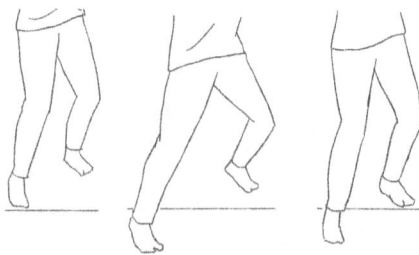

Cuando tu oponente esté demasiado lejos para poderlo atacar con efectividad, acércate arrastrando los pies hacia delante. Tratar de extenderte con el golpe disminuye su impacto y te pone fuera de equilibrio.

Desde la postura de listo, mueve el pie delantero hacia delante aproximadamente medio paso. Desliza tu pie trasero hacia delante para tomar la posición original de tu pie delantero.

Deslízate sobre las puntas de los pies, con el peso distribuido lo más uniformemente posible sobre las piernas.

Repite este movimiento para avanzar más.

Arrastrar los pies hacia atrás

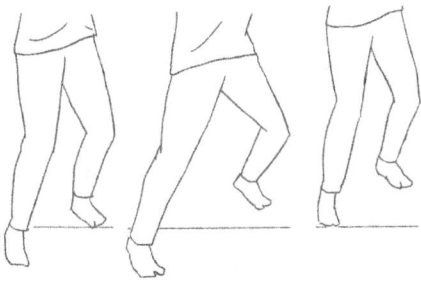

Arrastrar los pies hacia atrás es el movimiento opuesto al anterior.

Mueve tu pie trasero hacia atrás aproximadamente medio paso y coloca tu pie delantero en la posición original de tu pie trasero.

Mientras deslizas el pie delantero hacia atrás, tu peso cambiará momentáneamente a tu pie trasero estacionario. Mantén el talón trasero levantado.

Repite este movimiento para retroceder tanto como sea necesario.

No se recomienda retroceder en una situación de defensa personal. Huir lo es, pero eso no es retroceder. Debes dar la vuelta y correr.

Hay dos problemas principales al retroceder:

- Va en contra del principio de «acosar a tu oponente» (ver Blitzkrieg).
- No sabes lo que hay detrás de ti.

Sin embargo, hay algunas circunstancias en las que es necesario, como cuando necesitas cronometrar una intercepción (ver deslizamiento, parada y golpe) o evadir a varios atacantes.

Puedes golpear mientras retrocedes, pero no será un golpe contundente. Si quieres que sea efectivo, detén tu retirada y mueve tu peso ligeramente hacia adelante para hacer un golpe ofensivo antes de continuar hacia atrás.

Pasos laterales

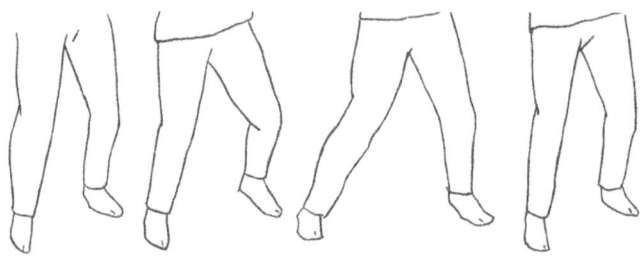

Suponiendo que quieras moverte hacia la derecha, mueve tu pie derecho medio paso en esa dirección. Inmediatamente mueve el pie izquierdo hacia la derecha para volver a adoptar la postura de listo.

Todas las demás direcciones

Realiza movimientos circulares y diagonales de la misma manera. Sigue los principios generales y podrás ir en cualquier dirección que necesites.

Capítulos Relacionados

- Blitzkrieg

ARMAS IMPROVISADAS

Cuando correr no es una opción y tienes la oportunidad de conseguir un arma, úsala.

Si puedes golpear, empujar, lanzar, rociar o esconderte detrás de algo, esa es un arma improvisada potencial. Eso cubre casi cualquier objeto, aunque algunos son mejores que otros.

Una buena arma improvisada es aquella que puedes llevar sin sospechas, es decir, una que un oficial de policía no te quitaría en la calle. Ejemplos de tales armas son:

- Un paraguas
- Un bolígrafo
- Laca para el cabello y un encendedor (para un lanzallamas improvisado)

Hay cuatro tipos de armas improvisadas que son las mejores para usar en defensa propia:

- Cuchillos
- Garrote
- Escudos
- Proyectiles

Cuando entrenes con armas improvisadas, elige cosas que lleves habitualmente, como un paraguas, un bolígrafo o herramientas comerciales.

El agarre general para cualquier arma es sostenerla firmemente en el puño, pero no tan fuerte como para causar fatiga. Pon tus piernas en una posición agresiva y lista.

Cuchillos

Los cuchillos son objetos para atacar con una mano. Además de un verdadero cuchillo, puedes usar una botella, tijeras, una revista enrollada, etc.

Sostén el cuchillo en tu mano fuerte y lidera con la débil.

Coloca el cuchillo hacia abajo y hacia atrás a la altura de la cintura. Usa tu mano dominante para protegerte.

Ataca directamente hacia el abdomen de tu oponente y lleva tu brazo hacia atrás.

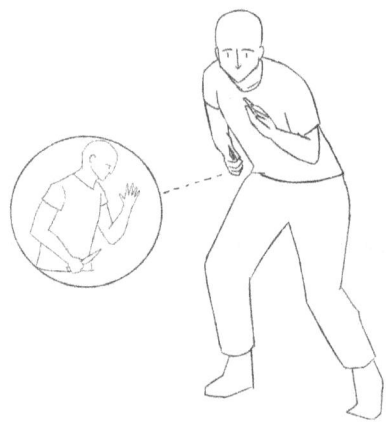

Garrotes

Un garrote puede ser cualquier objeto sólido que sea demasiado grande para ser un cuchillo, pero no tan grande que resulte engorroso. Una pipa de metal, un bate de béisbol, un bastón, etc., son buenos garrotes.

Sostén el garrote con ambas manos, detrás de tu hombro. Alternativamente, sostenlo con una mano y usa la otra como protección.

Golpea directamente la cabeza de tu oponente o ataca con el garrote a su cara o tripa. También puedes golpearle la rodilla, que es un objetivo menos dañino, pero aun así esto lo inmovilizará.

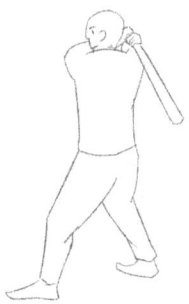

Escudos

Todo lo que puedas usar para esconderte detrás o como obstáculo (una silla, una puerta, una pared, una mochila, etc.) es un buen escudo.

Si puedes levantarlo, úsalo para bloquear y empujar. Si es un objeto inamovible, embiste contra él la cabeza de tu oponente.

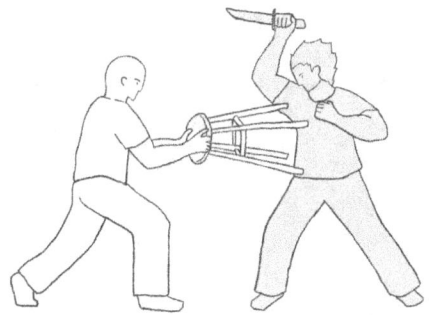

Proyectiles

Un proyectil es cualquier cosa que puedas lanzar o rociar que no sea mejor usar de otra manera, como un cenicero, desodorante, líquido caliente o tierra.

Bolígrafo táctico

Un bolígrafo táctico es un buen ejemplo de arma de cuchillo que puedes llevar sin sospechas. El mejor tipo de bolígrafo táctico para tu defensa personal es el que llevarás contigo. Cualquier bolígrafo simple de acero inoxidable funcionará, pero lo ideal es que elijas uno que:

- Sea recargable
- Escriba bien (te gusta)
- Tenga un clip
- Tenga una parte superior plana (que no te clavará)
- Sea fácil de reemplazar o económico
- Pueda pasar como un bolígrafo normal (para pasar por seguridad)

La mayoría de los bolígrafos tácticos del mercado no cumplen estos requisitos, especialmente el último. Aquellos que sí los incluyen son:

- Zebra 701
- Zebra 402
- Parker Jotter
- Bolígrafo militar Fisher Space (este es un poco más caro, pero todavía a menos de $ 20)

Sujeta tu bolígrafo táctico en algún lugar de tu cuerpo que sea de fácil acceso con tu mano dominante, como el bolsillo delantero del pantalón en tu lado dominante. Colócalo en el mismo lugar cada vez y practica su implementación, de modo que hacerlo se convierta en algo natural.

Cuando agarras el bolígrafo, sujétalo con un agarre de tipo picahielo, con el pulgar hacia arriba.

Cada vez que agarres inicialmente el bolígrafo, incluso para escribir algo o para guardarlo, usa este agarre.

Coge el bolígrafo y ataca con él directamente a tu oponente con un movimiento rápido. Una caja de cartón es un buen objetivo cuando estás entrenándote.

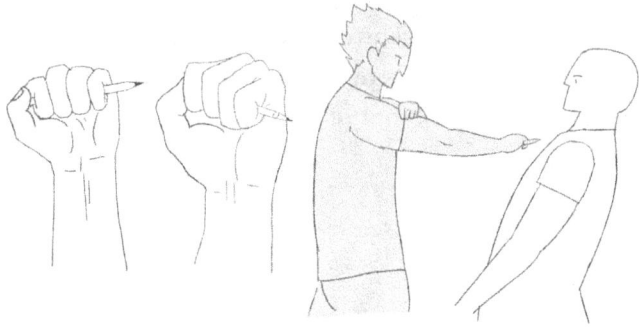

Puedes atacar desde casi cualquier ángulo. Ataca con el bolígrafo cualquier área objetivo que te ayude a escapar.

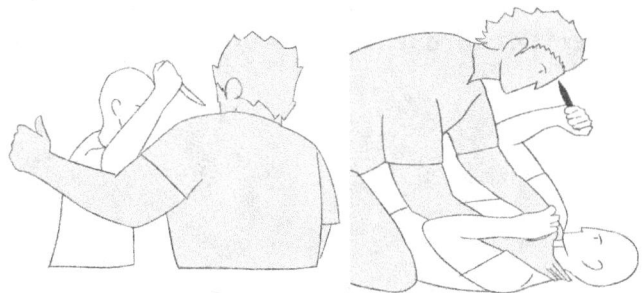

Sap

Cualquier cosa pesada en un calcetín es un buen sap improvisado. Puedes usar monedas, una bola de billar, una lata de refresco o una piedra.

Otra forma de hacer uno es atar una tuerca de metal (o algo similar) a un trozo de cordón, que puede ser un cordón de zapato.

Un trozo de tela del tamaño de un paño de cocina (o una camiseta) con un objeto pequeño y pesado (como un puñado de monedas) también funciona.

- Coloca el objeto en el centro de la pieza de tela.
- Dobla la tela diagonalmente por la mitad sobre el objeto.
- Enrolla la tela desde la punta hasta la base.

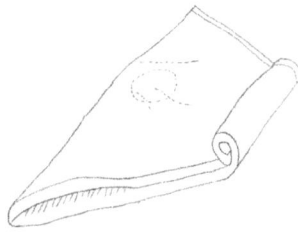

Sostén ambos extremos para que el objeto del medio sea ahora el extremo que golpea. Úsalo como un garrote, es decir, haz golpes verticales a la cabeza de tu oponente. También puedes hacer un uppercut.

PATADA LATERAL BAJA

La patada lateral baja tiene una serie de ventajas sobre un puñetazo:

- Mayor alcance
- Más poder
- Difícil de defenderse para el oponente
- Ataque inesperado
- Multidireccional

Una patada lateral baja a la espinilla o rodilla adelantada de tu oponente representa tu arma más larga en el objetivo más cercano. La espinilla y la rodilla de tu oponente también son difíciles de proteger. Esto hace que la patada sea una excelente opción para un primer golpe.

La pierna más cercana a tu objetivo es la pierna que lanza la patada. Levanta tu pie del suelo y ataca con su parte inferior a la espinilla o rodilla de tu oponente.

Inclínate lejos de él mientras pateas y mantén la pierna inmóvil un poco doblada. Esto te equilibra y crea distancia desde la parte superior de tu cuerpo. Haz todo esto con un movimiento suave.

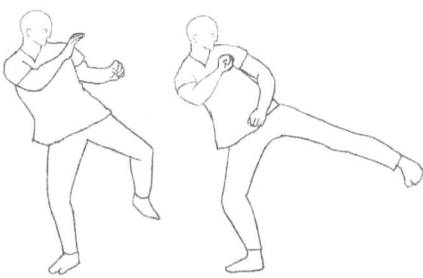

Usa la patada lateral baja en cualquier dirección para detener a un oponente que avanza o para desviar su atención antes de escapar.

Una patada lateral sólida a la rodilla puede representar el final de una pelea.

Incluso si tu oponente tiene un arma (no una pistola), la patada lateral baja es útil. Te mantiene a distancia y puede darte preciados segundos para escapar.

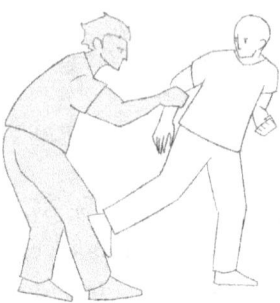

Cuando pongas el pie en el suelo, cambia tu peso de modo que estés frente a tu atacante, listo para un siguiente ataque.

Una adaptación de la patada lateral baja es el talón o pisotón trasero. Usa esto cuando te agarren con fuerza por detrás, en un abrazo de oso, por ejemplo. Hazlo lo más parecido que puedas a una patada lateral baja.

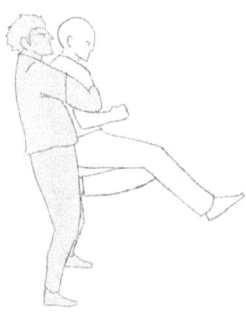

Mejora tu capacidad para mantener el equilibrio sobre una pierna si te paras sobre un pie mientras realizas diferentes tareas, como ponerte la ropa o lavar los platos.

ATAQUE A LAS INGLES

Hay muchas maneras de atacar la ingle, y cuando está abierta, es un excelente objetivo.

Agarre de ingle

Cuando tus manos estén inmovilizadas, agarra la ingle de tu oponente y aprieta o gira.

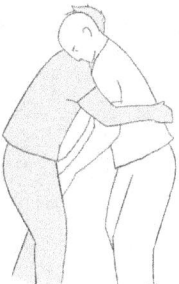

El agarre de ingle también es útil en el suelo. Aquí está combinado con la gubia del ojo.

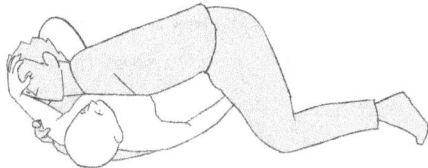

Patada en la ingle

Mueve el pie hacia arriba, como si estuvieras pateando una pelota de fútbol. Como regla general, nunca patees más alto que la ingle. Patear bajo te ayudará a mantener el equilibrio.

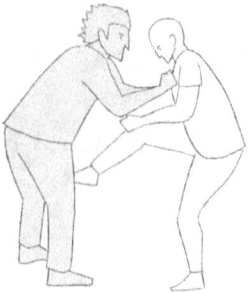

Rodillazo en la ingle

Cuando estés cerca de tu oponente, levanta la rodilla hacia su ingle.

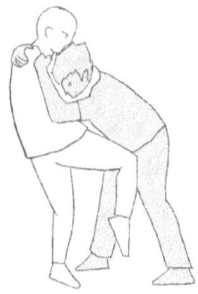

Golpe en la ingle

Un golpe en la ingle puede venir de cualquier dirección y con cualquier arma. Las patadas y los rodillazos en la ingle son ejemplos de tipos de golpes en la ingle. En esta imagen está hacia atrás con un antebrazo.

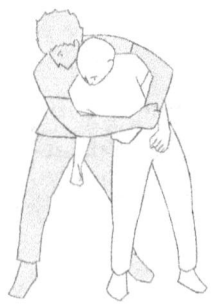

DOBLAR LOS DEDOS

Cuando golpear no es suficiente para que un atacante te suelte, ataca sus dedos. Agarre dos de sus dedos con una mano y dos con la otra. Sepáralos

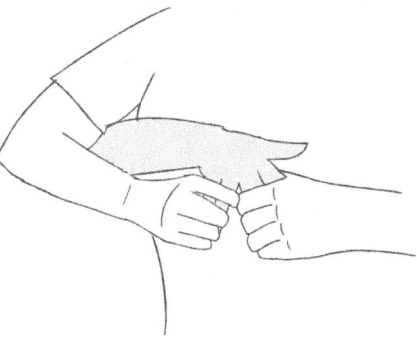

Cuando no puedas hacer este agarre, busca cualquier dedo que puedas y dóblalo o gíralo hacia su muñeca. El dedo meñique es el más fácil de manipular.

TALÓN DE LA PALMA

El talón de la palma es una buena arma para dar un golpe. Úsalo para evitar daños en los nudillos.

Dobla la parte superior de los dedos hacia abajo y la muñeca hacia atrás. Mantén tu pulgar contra tus dedos.

Golpea debajo de la barbilla de tu atacante con la parte inferior de tu palma.

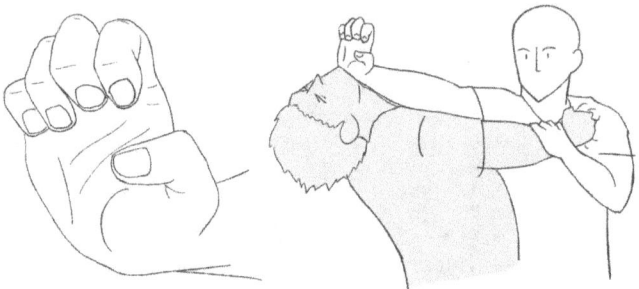

CODOS

El codo es un arma de golpe excelente para el combate cuerpo a cuerpo. Es el punto más duro de tu cuerpo, puedes aplicarle mucha potencia y es efectivo desde una variedad de ángulos.

Cuando lanzas un golpe con el codo, mantén la mano abierta para exponer el hueso. Sujeta tu pulgar a tu pecho mientras lo encajas en tu objetivo. Genera potencia con un pivote en tus caderas.

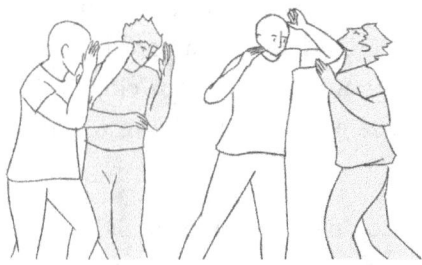

Aumenta la fuerza detrás del golpe agarrando la cabeza de tu oponente y tirándola hacia tu codo mientras golpeas.

Tu codo también es una buena opción para un golpe hacia atrás dirigido al cuerpo o la cabeza.

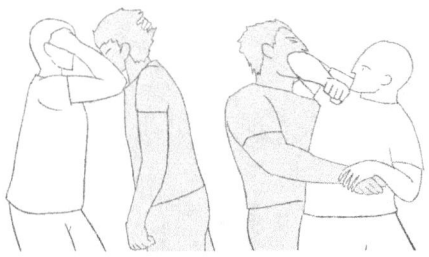

ESTALLIDO DE CODO

El estallido de codo es un ataque y una defensa simultáneos. Cubre tu cabeza, cara y garganta con tus brazos y protege tus arterias con tus antebrazos.

Un movimiento repentino hacia adelante abruma a tu oponente, lo que disminuye el impacto de su golpe. Al mismo tiempo, tu codo se clava en él para causarle dolor y hacer que retroceda.

El estallido de codo es efectivo contra un ataque sorpresa desde el frente cuando estás demasiado cerca para asestar una patada lateral. Puedes hacer este ataque desde una posición de pie casual, como con los pies separados a la altura de los hombros, o desde la postura de listo.

Para hacer el estallido de codo, coloca la palma de tu mano principal en la parte superior de la cabeza, con la punta del codo apuntando hacia adelante. Mete la barbilla en el hombro líder. Mantén los ojos en alto y los dientes juntos. Coloca la palma de la mano trasera al costado de tu cabeza u oreja.

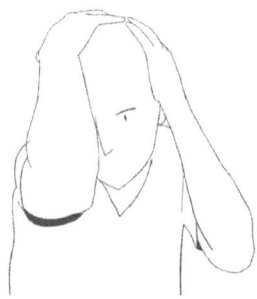

Adopta esta posición mientras saltas hacia y a través de tu atacante usando el poder explosivo de tus piernas. No saltes. Tus pies apenas deben dejar el suelo. Tu pie trasero debe rozarlo. Aterrizarás en una postura más profunda debido a la explosividad del movimiento.

Adopta la postura de agresivo listo mientras continúas atacando o huyendo.

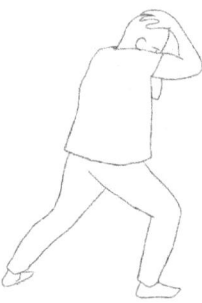

La posición de la mano utilizada en el estallido de codo también es una buena posición defensiva para «cubrirse». Úsalo cuando estés siendo dominado por una ráfaga de golpes. Mantén los antebrazos en la dirección del ataque y retrocede para huir.

Cuando no puedas echarte hacia atrás, acércate a tu atacante para anular parte del poder detrás de sus golpes y ataca sus ojos, ingle, etc.

Si estás en el suelo, mete las piernas hacia arriba para protegerte más y quédate boca arriba hasta que puedas derribarlo (consulta el capítulo Derribo desde el suelo).

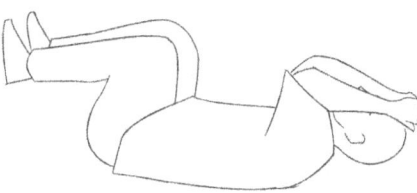

Capítulos Relacionados

- Derribo Desde el Suelo

GUBIA DE OJOS

El ojo es un objetivo pequeño, pero si lo alcanzas, puedes desactivar a la mayoría de los atacantes. Clava tu pulgar tan fuerte como sea necesario.

Hacer esto también es una defensa terrestre eficaz.

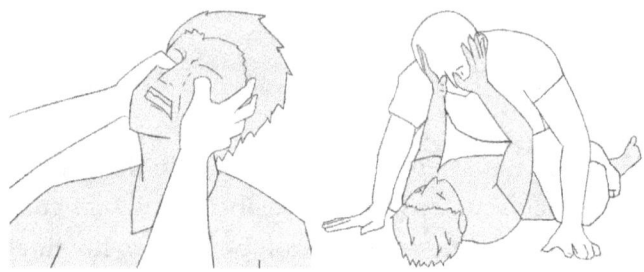

Cuando no quieras hacer algo tan violento, aplica la misma técnica en el hueco de la garganta de tu atacante o en el canal detrás de la parte inferior del lóbulo de la oreja.

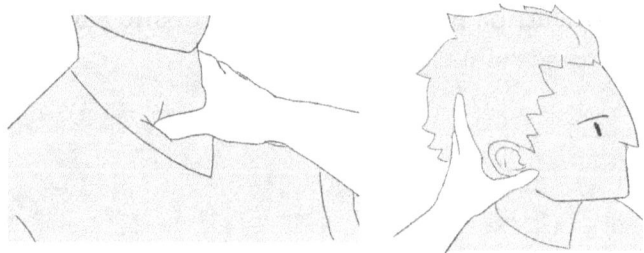

CABEZAZO

Un cabezazo es un golpe de último recurso. Hacerlo te puede desorientar, así que asegúrate de empujar tu frente hacia un objetivo suave, como la nariz de tu oponente. Haz contacto usando el área de 3 cm (1 pulgada) por encima de tu ceja. Mantén tus dientes juntos y tu barbilla doblada.

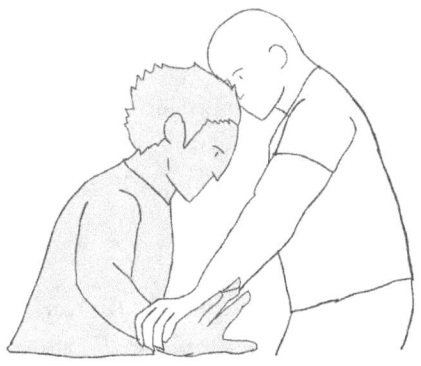

ROMPER CAÍDAS

Si te empujan, tropiezan, arrojan o te caes, romper la caída disminuirá el impacto.

Romper una caída lateral es lo más común, pero también es importante aprender a romper las caídas hacia delante y hacia atrás.

La técnica para cada una es diferente, pero hay dos cosas principales a tener en cuenta:

- No bajes la mano. Esta es una reacción natural, pero recibir el impacto de la caída en un solo punto te causará lesiones.
- Protege tu cabeza inclinándola lejos del suelo mientras aterrizas.

Practica romper caídas en una superficie blanda que sea firme, como el césped o una colchoneta de gimnasio. Hazlo con frecuencia para que se vuelva instintivo.

Cuando te sientas hábil, entrénate para romper caídas en escenarios realistas, como cuando te empujan o te tiran al suelo.

Romper una caída lateral

Desde una posición de pie, da un paso adelante con la pierna derecha y haz una sentadilla con una sola pierna mientras pasas a la pierna izquierda.

Mientras más doblas la pierna, más cerca estarás del suelo antes de aterrizar.

Manual de Defensa Personal

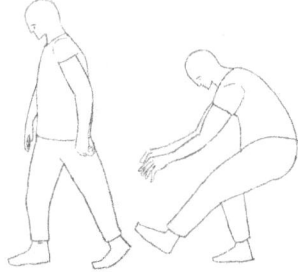

Acércate al suelo lo más que puedas, acerca la barbilla al pecho y colócate sobre el lado izquierdo del torso o espalda. También caerás totalmente sobre tu brazo izquierdo, que debe estar extendido a unos 45 grados de tu cuerpo, con la palma hacia abajo. Exhala cuando golpees el suelo. Es probable que tus piernas se levanten en el aire.

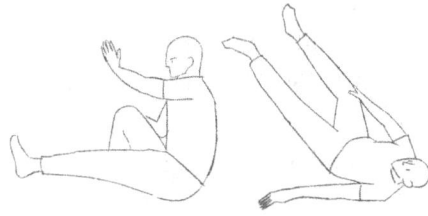

Permite que tus piernas vuelvan al suelo en una posición en la que se sientan cómodas, pero no cruzadas o demasiado extendidas.

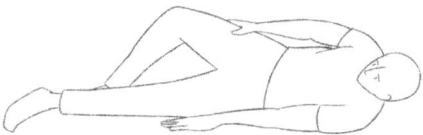

Romper una caída hacia atrás

Ponte en cuclillas lo más bajo que puedas y acerca la barbilla al pecho.

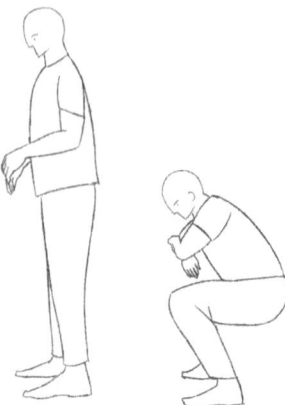

Déjate caer sobre tu espalda y brazos. No ruedes demasiado hacia atrás.

Si detienes la rodadura de repente, esto ejercerá demasiada presión sobre tu cuerpo, pero no quieres que tus piernas se acerquen demasiado a tu cabeza por la misma razón. Para ayudar a controlar esto, gira un poco los pies y mantén las rodillas ligeramente flexionadas. Tus brazos deben extenderse unos 45 grados.

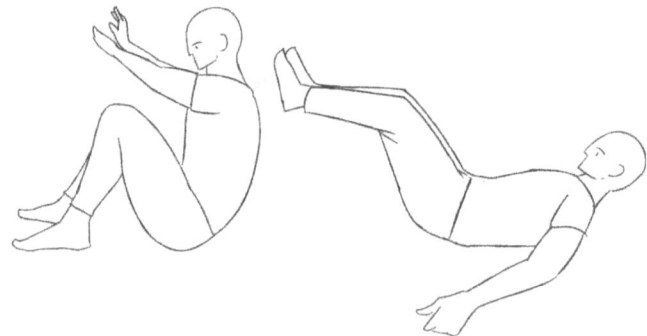

Romper una caída hacia delante

Para romper una caída hacia delante, caes directamente hacia delante y aterrizas sobre tus antebrazos.

Empieza de rodillas para estar cerca del suelo. Coloca tus brazos frente a tu cara en forma de V invertida. A medida que caes hacia el suelo, tensa tu núcleo y recibe el impacto en los antebrazos. Gira la cara hacia un lado y trata de que tu vientre no golpee el suelo.

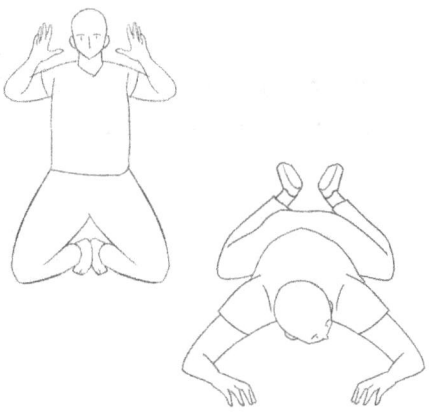

Cuando te sientas con confianza, hazlo desde una posición de pie. Separa las piernas para poder estar más cerca del suelo. Eventualmente, podrás hacerlo desde una posición completamente de pie.

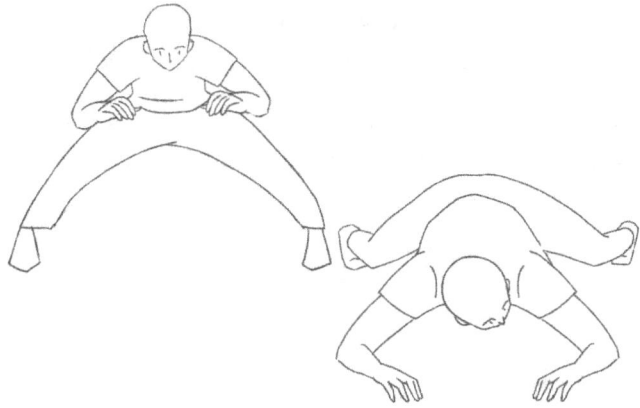

PATADA Y PIVOTE

Cuando termines en el suelo, usa una patada y un pivote para protegerte.

Gira tus pies para enfrentar a tu atacante. Usa un brazo para defenderte y una pierna para patearlo si viene hacia ti. Gira mientras se mueve para mantener tus pies apuntando hacia él.

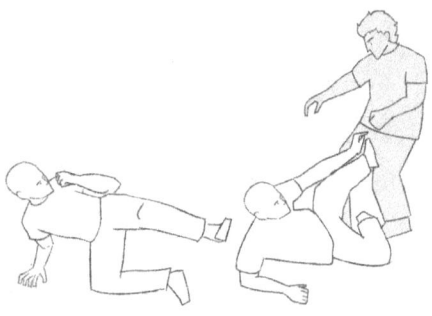

Levantándote

Desde la posición de patada y pivote, usa la otra mano y pie para alejarte hasta que tengas suficiente distancia para levantarte.

Pasa tus pies hacia detrás tuyo para que estén cerca de la postura de listo. Usa una mano para levantarte del suelo y la otra para proteger tu rostro.

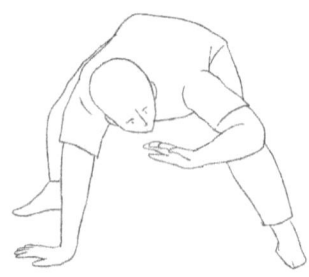

Ponte de pie y adopta la postura de listo.

Peso muerto

Aunque normalmente no se recomienda ir al suelo, es una buena forma de ganar tiempo en una situación de secuestro en la que sabes que no puedes luchar y ahuyentar a tu atacante.

Cuando te agarren, cae al suelo y conviértete en un peso muerto.

Grita pidiendo ayuda mientras pateas y giras.

Este es un buen movimiento estándar para los niños que son demasiado pequeños para pelear contra los adultos. Deberían gritar: «¡Ayuda, este es un extraño!» En un entorno público, esto a menudo será suficiente para que el atacante huya de la escena.

APLICACIÓN

Esta sección demuestra cómo puedes aplicar los ataques mostrados hasta ahora en escenarios realistas.

La mayoría de estos escenarios asumen que un atacante te está secuestrando. Te está agarrando y llevando. Cuando puedes escapar de estos agarres con la intención de movimiento, también puedes escapar de posiciones estacionarias. Esto no siempre es cierto en la manera opuesta.

Estos tres consejos te ayudarán a salir de la mayoría de las restricciones:

- Actúa rápido. Golpea y lucha por liberarte.
- Ataca sus dedos si es necesario.
- Corre lo antes posible.

A continuación, se ofrecen algunos consejos adicionales para cuando tus simples golpes no funcionen.

Estrangulamiento

Con cualquier estrangulamiento, tu primera prioridad es liberar tus vías respiratorias.

Adopta la posición de estallido de codo lo mejor que puedas.

Desliza tus manos por tu cabeza y engancha con fuerza en el antebrazo de tu atacante, preferiblemente en su muñeca.

Tan pronto como se cree un espacio, coloca la barbilla en el hombro.

Ataca y lucha para sacar tu cabeza.

Como último recurso, muérdelo. Sacudir la cabeza mientras muerdes causará más dolor.

Para un estrangulamiento frontal, si lo anterior no funciona, arquea la espalda para traer tu cabeza hacia arriba y lejos de tu atacante. Coloca tus manos en tus caderas si es necesario.

Mueve tu cabeza sobre su vientre para liberarlo.

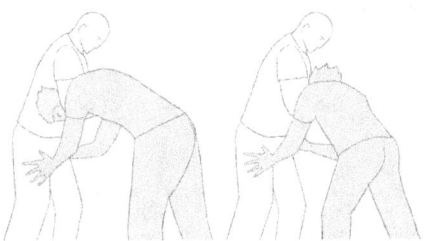

Cuando tiran de ti

Cuando tirar en contra de un atacante no funciona, acércate para atacar y luego retírate de nuevo.

Cuando te levantan

Engancha tu pierna alrededor de tu atacante para evitar que te levante demasiado.

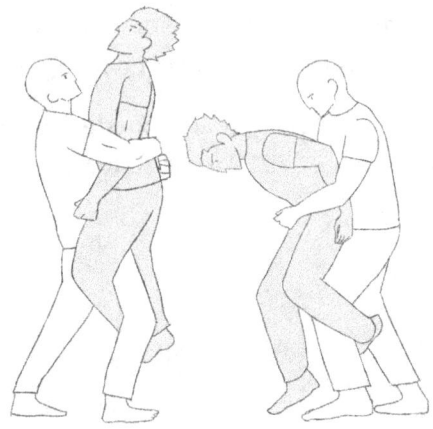

Cuando te montan

La posición de montaje es cuando estás de espaldas en el suelo y tu atacante está encima de ti. Para salir de esta posición, engancha uno de tus pies alrededor de la parte exterior del suyo y agarra su brazo del mismo lado. Este es el lado atrapado.

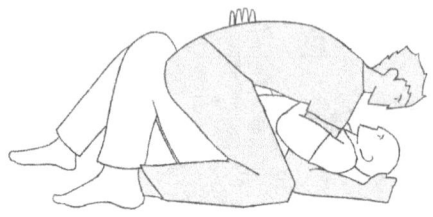

Mueve las caderas para dirigirlo hacia adelante y hacia el lado que atrapaste. Esto le hará girar para tú colocarte encima.

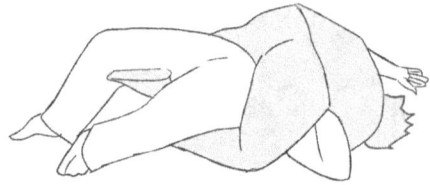

Golpéalo varias veces y ponte de pie. Para evitar golpear el suelo, no golpees directamente hacia abajo. Mejor usa tus codos en forma de gancho, una gubia en los ojos, un agarre en la ingle, etc.

Un luchador de tierra experimentado puede cruzar los tobillos a tu alrededor y tratar de tirar de ti. Empuja su torso para crear distancia.

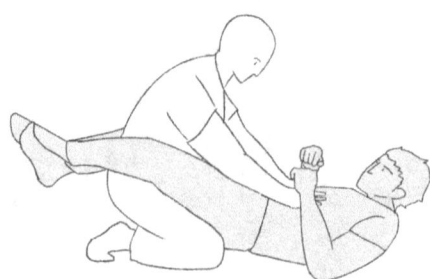

Usa tus brazos rígidos para apoyarte y ataca su ingle con tu rodilla.

Un último recurso es golpearle la nuca contra el suelo. Esto dejará inconsciente a la mayoría de las personas, pero puede causar daño cerebral o la muerte.

Capítulos Relacionados

- Estallido de Codo

GOLPES Y ESTRATEGIAS AVANZADAS

Las tácticas de lucha en esta sección son buenas para usarlas cuando estás en una pelea o cuando las técnicas básicas son demasiado agresivas.

PUÑETAZO DIRECTO DE LÍDER

El golpe directo de líder es rápido, preciso, poderoso y práctico.

Desde la postura de listo, lanza tu puño directamente hacia tu objetivo desde el centro de tu cuerpo. No retrocedas antes de golpear.

Tu mano trasera debe estar levantada mientras lanzas el golpe para defenderte o contraatacar.

Para lograr el máximo alcance y potencia, permite que tu peso se desplace sobre la pierna delantera mientras giras tu cadera y extiendes tu hombro. No permitas que tu codo se bloquee en su rectitud. Esto limitará tu potencia y puede causarte lesiones.

No te inclines hacia atrás mientras golpeas, pero tampoco te inclines demasiado hacia adelante. Si necesitas acercarte, usa el juego de pies para acortar la distancia.

Cuando tu golpe haga contacto, mueve la muñeca y aprieta la mano en un puño vertical, con el pulgar hacia arriba y los nudillos apuntando hacia tu objetivo.

Tus tres nudillos inferiores harán contacto cuando golpees tu objetivo con el puño. Esto no es un empujón.

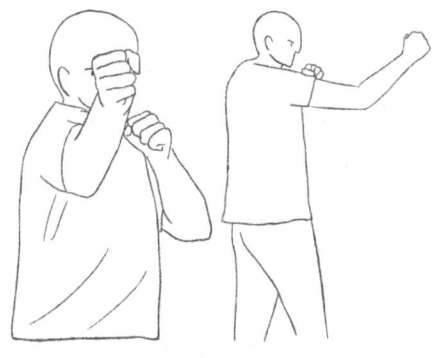

Permite que tu brazo vuelva a la postura de listo de forma natural, ya sea hacia atrás o elípticamente. No dejes que caiga, ya que deja una abertura.

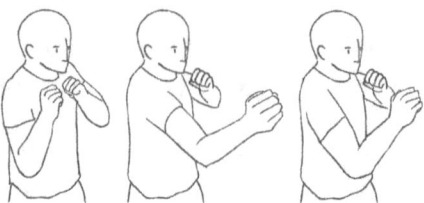

La combinación del líder recto con un desplazamiento hacia adelante te permite cerrar el terreno y aumentar la potencia.

Aquí, tu mano se mueve primero, con tu pie líder siguiendo de cerca. Para el observador, estos movimientos parecerán simultáneos, pero primero debes mover la mano para evitar el telégrafo.

Tu puño debería alcanzar tu objetivo antes de que tu pie aterrice; de lo contrario, perderás energía. Esto ocurre con todos los golpes de mano. En todas las técnicas de pies, el pie se mueve primero.

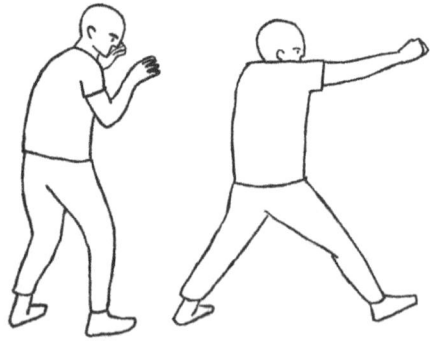

Formar un puño

Un puño adecuado te permitirá golpear sin lastimarte.

Extiende tu mano plana, con los dedos juntos y el pulgar hacia arriba.

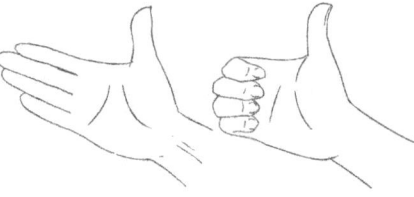

Rueda los dedos hacia la palma y luego lleva el pulgar hacia abajo sobre los dedos.

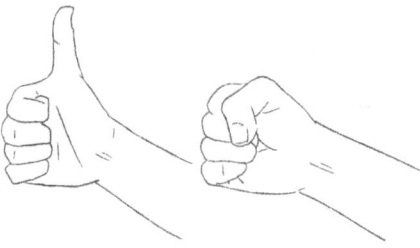

Mantén tu puño sin apretar hasta justo antes de que haga contacto. Debes tener tus músculos relajados para producir velocidad y potencia. Esto es cierto para todos los golpes.

La alineación de tu muñeca es importante para todos los golpes. Inclina la muñeca hacia arriba para alinear el puño con el antebrazo. Si tu puño conecta mientras tu muñeca está doblada, te lesionarás.

Mientras sostengas el puño correctamente, puedes golpear desde cualquier ángulo.

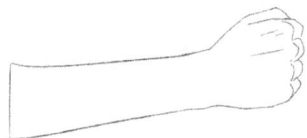

Acondiciona tus nudillos para dar un golpe más fuerte y evitar lesiones al golpear. Hacer flexiones con los puños es una buena forma de empezar. Hazlos con tus muñecas alineadas como se describe.

Apunta tus palmas hacia adentro y mantén los codos apretados contra tu cuerpo. Esto hace que el movimiento del brazo de la flexión imite el del golpe directo.

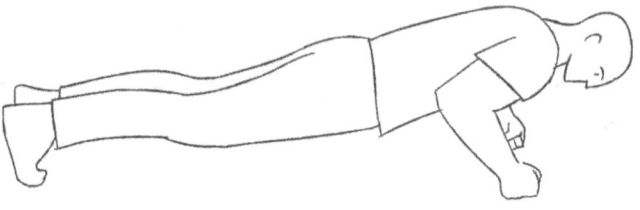

Capítulos Relacionados

- Juego de Pies

GOLPE DE REVÉS

El revés es un golpe versátil que puede dificultar la defensa de tu oponente.

Aunque es mejor hacerlo desde la postura de listo a la altura de los hombros, también se puede lanzar desde cualquier lugar entre el hombro y la cintura. Esto lo hace perfecto para atacar desde una postura relajada y no combativa si es necesario.

El objetivo principal cuando se usa el puño trasero es la sien, pero otras partes blandas de la cara, como la nariz, también son buenas.

Cuando golpeas desde la postura de listo, lanza el puño hacia atrás por encima de la cabeza, usando un movimiento de chasquido similar a un látigo. Mientras golpeas, el peso de tu cuerpo debe desplazarse hacia la pierna delantera y la mano trasera debe moverse un poco hacia abajo para protegerte. Las partes superiores de tus dos nudillos más grandes deben hacer contacto con tu objetivo.

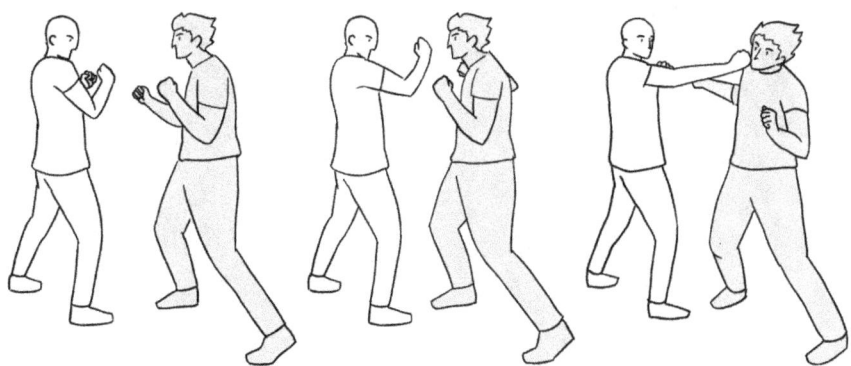

DESLIZAR, DESVIAR Y GOLPEAR

La técnica de deslizamiento, desviación y golpe es una combinación de tres técnicas que puedes utilizar para la defensa o como táctica de apertura.

Puedes hacer cada técnica individualmente o usar dos juntas sin la tercera. Por ejemplo, puedes:

- Deslizarte y desviar
- Deslizarte y golpear
- Detener y golpear

Si necesitas acortar una distancia para que tu golpe conecte, incorpora un deslizamiento hacia adelante.

Deslizamiento

El deslizamiento es una técnica evasiva que se utiliza contra un puñetazo directo (jab o en línea recta, cruzado, salida recta, etc.). Te permite evadir un ataque, mantenerte dentro del rango de ataque y tener ambas manos libres para contraatacar.

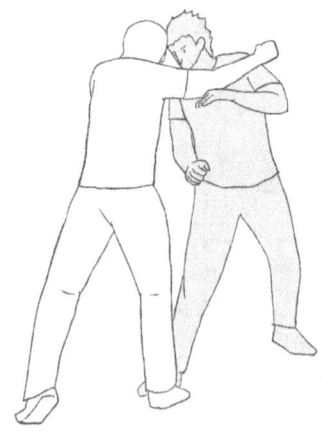

Cuando llegue un ataque, mueve la cabeza hacia el exterior del brazo de ataque del atacante y un poco hacia adelante. Muévete solo lo necesario para no recibir golpes. El tiempo y el concepto del espacio son los factores clave.

Puedes deslizarte hacia cualquier lado de la guardia del atacante.

Desviación

La desviación es un movimiento rápido de la mano que se usa para desviar y alejar los golpes. Se prefiere al bloqueo que usa la fuerza para detener un golpe. En la desviación, el tiempo y la economía de movimiento son importantes, no la fuerza.

Desvía solo cuando sea necesario y en el último momento posible. Solo muévete tanto como sea necesario para desviar un golpe o crear aberturas para contraataques. Tu desviación no debe pasar de tu hombro. Cuando estás desviando, tu codo debe permanecer relativamente fijo mientras usas tu mano y brazo para hacer el movimiento.

La mayoría de las veces, desviarás con el revés de la mano, lo que dejará tu líder libre para contraatacar, pero también es posible desviar con la líder.

Cuando usas el deslizamiento y la desviación juntos, el deslizamiento es tu principal maniobra defensiva. La desviación es un movimiento de respaldo y no puede hacer contacto. Puedes desviar moviendo la mano por el cuerpo (en la foto) o hacia afuera.

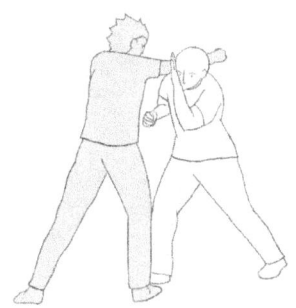

Deslizamiento, desviación y golpe

Combina el deslizamiento y la desviación con un golpe directo o un puño de revés.

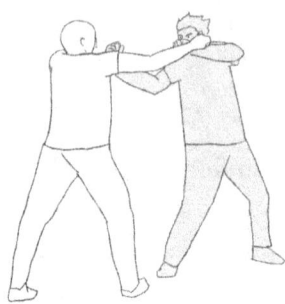

También es posible deslizarse hacia el exterior.

COMBINACIÓN 1 - 2

La combinación 1-2 es una combinación fundamental de boxeo que usa el jab (1) para preparar al oponente o ponerte en el rango, y luego una cruz (2) como golpe principal de aterrizaje.

Aquí ha sido adaptado para que los uses con los golpes rectos delanteros y traseros. Lanza una directa líder y luego una directa trasera inmediatamente después. La directa líder sale con el pie líder. Mientras subes el pie trasero, entra la directa líder y sale la directa trasera.

El golpe directo trasero se lanza directamente frente a tu nariz y golpea a tu objetivo con un chasquido en el hombro trasero, preferiblemente en el costado de la mandíbula de tu oponente.

Para maximizar la fuerza detrás del golpe, aprovecha al máximo el impulso, e impulsa tu cuerpo a favor del golpe. Recuerda romper, no empujar.

La directa trasera sale cuando la directa líder vuelve y se conecta antes de que aterrice tu pie trasero. Tu mano líder se convierte en la mano defensiva mientras sale tu golpe trasero.

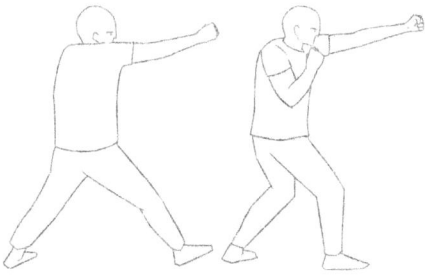

Varias directas

No tienes que detenerte a los dos golpes directos. Puedes hacer tantos seguidos como quieras, mientras te mueves hacia adelante para abrumar a tu oponente.

SALTO DE RETROCESO

El salto de retroceso es una técnica útil para evadir un golpe en la cabeza. Úsalo cuando estés demasiado lejos para un deslizamiento, desviación y golpe, pero que no quieras hacer un movimiento hacia atrás. Cuando llegue el golpe, mueve tu cuerpo fuera del alcance y regresa directamente.

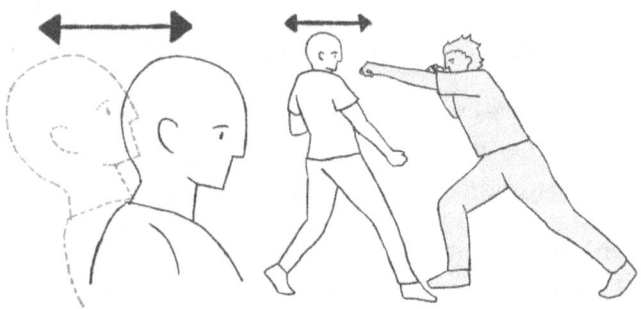

También puedes usarlo con el arrastre trasero si es necesario.

El regreso del salto de retroceso es un buen momento para contraatacar (con una combinación de 1-2, por ejemplo).

RODILLAS

Los golpes de rodilla son los codos de las piernas. Tira o arrastra la cabeza de tu oponente hacia abajo mientras empujas tu rodilla hacia su cara. Apunta el pie y los dedos de los pies hacia abajo para protegerte y ten cuidado de no perder el equilibrio. Haz algunos consecutivamente para hacer más daño.

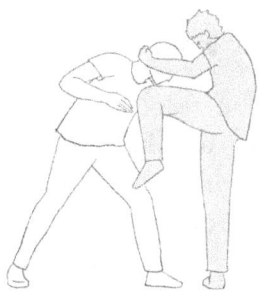

Defenderse contra las rodillas

Adopta la posición de estallido de codo. Protege tu cabeza y deja caer tu codo en el muslo de tu oponente.

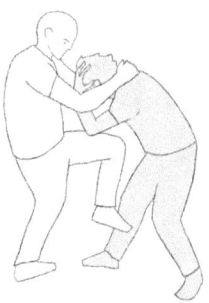

Capítulos Relacionados

- Estallido de Codo

GANCHO DE PALA

Un gancho de pala es útil para entrar en la guardia de tu oponente o defender a alguien que está o intenta agarrarte (abrazarte). Es uno de los ataques de menor alcance, pero tiene un impacto masivo cuando se realiza correctamente.

Para hacerlo, coloca el codo cerca de tu cuerpo. Si estás apuntando hacia el cuerpo de tu oponente, sostén el codo contra las caderas. Si estás apuntando a su cabeza, sostén el codo contra las costillas inferiores.

Forma un puño adecuado (consulta Golpe directo líder) y colócalo en un ángulo de manera que tu palma mire hacia el cielo en un ángulo de aproximadamente 45 grados. Gira tu cuerpo explosivamente para enviar tu puño hacia el objetivo. Genera potencia girando tus caderas.

Defensa del gancho de pala

Deja caer los codos para cubrir tus costillas. Retrocede cuando entren los golpes.

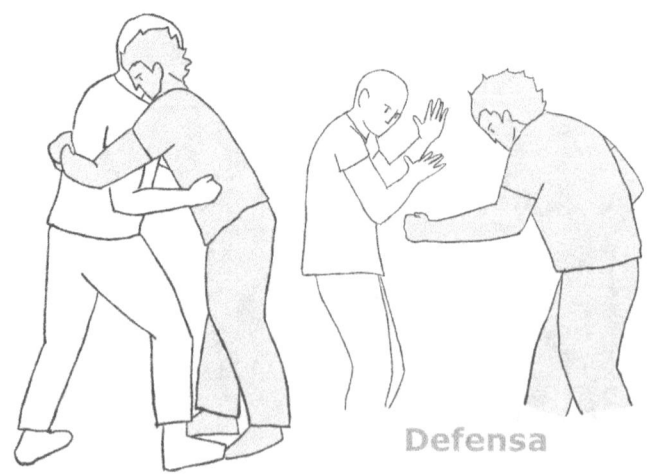

Defensa

GUILLOTINA

Los golpes son generalmente una forma más eficaz de luchar contra un atacante que los estrangulamientos.

Sin embargo, golpear continuamente a un oponente duro te causará fatiga o lesiones. Cuando tu ráfaga inicial de golpes tiene poco efecto, un estrangulamiento puede ayudar.

También puede ser la única opción cuando estás demasiado cerca para usar los codos y las rodillas.

Cuando los aplicas correctamente, la guillotina y otros estrangulamientos pueden causar pérdida del conocimiento en 10 segundos.

Desengánchate del estrangulamiento tan pronto tu oponente se quede flácido. Continuar aplicándolo provocará daño cerebral y eventualmente la muerte.

En la mayoría de los casos, tu oponente recuperará el conocimiento en 30 segundos, así que escápate tan pronto como quede sin conocimiento.

En el entrenamiento, suelta tan pronto tu oponente haga «tapping» (ver Entrenamiento).

Para aplicar la guillotina, envuelve tu brazo alrededor de la parte posterior y por debajo de la parte frontal del cuello de tu oponente. Su cabeza debe estar al lado de tu torso.

Tu palma debe estar frente a tu pecho, de modo que la parte superior de tu muñeca presione su garganta justo debajo de la nuez de Adán. Usa tu otra mano para agarrar tu primera mano y tira hacia ti con ambas manos. Mantén tus pies en la postura de luchador para mantener el equilibrio.

Para un agarre alternativo, coloca tu otra mano sobre su hombro. Agarra tu antebrazo con tu primera mano y arquea tu espalda para aplicar el estrangulamiento.

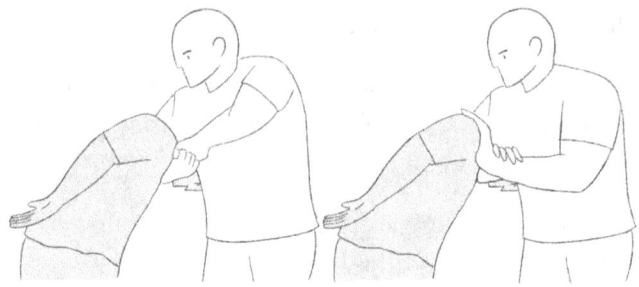

Defensa contra el placaje

Un estrangulamiento de guillotina es un buen contraataque al placaje común.

Cuando tu oponente entre, ensancha tus piernas y deja caer tu peso sobre él desde tu centro de gravedad. Puedes dejar caer tu codo en su espalda al mismo tiempo o darle un puñetazo en las costillas.

Aplica la guillotina.

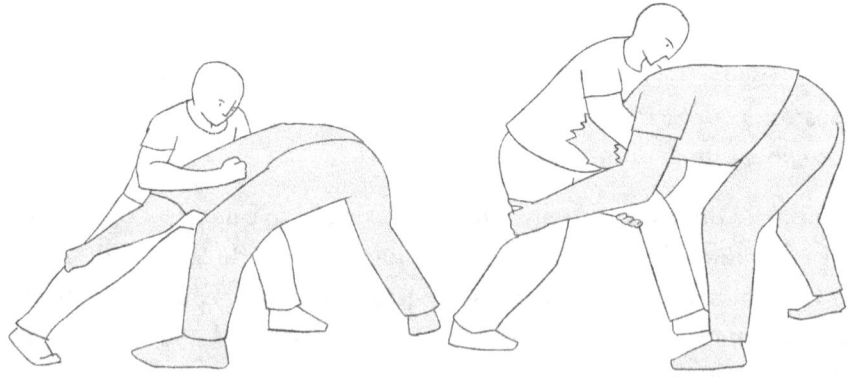

Guillotina en el piso

Si pierdes el equilibrio y terminas en el suelo, envuelve tus piernas alrededor de tu oponente y cruza los tobillos para bloquearlo.

Empújalo con tus piernas mientras tiras de su cuello hacia tu barbilla.

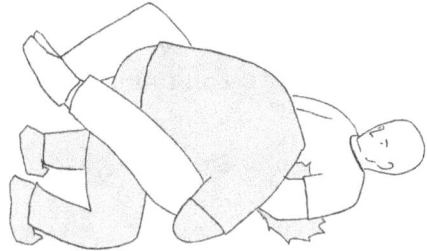

ESTRANGULAMIENTO TRASERO DESNUDO

Cuando estás detrás de tu oponente, un estrangulamiento trasero desnudo (RNC por sus siglas en inglés) es una buena forma de vencerlo.

Coloca su tráquea en la curva de tu codo.

Si tu brazo derecho está alrededor de su cuello, agarra tu bíceps izquierdo con tu mano derecha. Pon tu mano izquierda detrás de su cabeza y junta los codos.

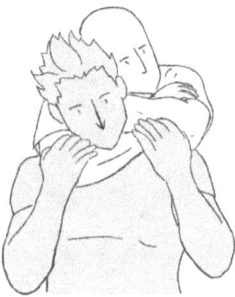

Si es necesario, oblígalo a exponer su cuello tirando hacia arriba de sus ojos o raspando su antebrazo debajo de su nariz.

Para acercarte sigilosamente a alguien (para ayudar a un amigo, por ejemplo), entra por debajo de su línea de visión. De esa forma, si se da la vuelta, tendrás unos momentos más antes de que te vea.

Estrangulamiento trasero desnudo en el piso

Cuando peleas en tierra, la mejor posición es la montura trasera, aplicando el RNC. En esta posición, estás sobre la espalda de tu oponente, mirando en la misma dirección. Tus dos piernas están envueltas alrededor de él, con tus talones «enganchados» dentro de sus piernas.

No cruces los pies. Aplica el RNC.

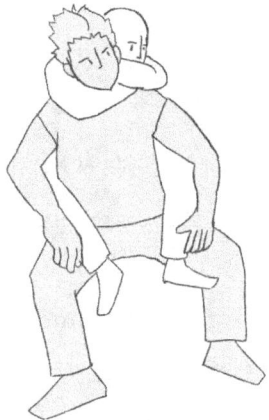

Garrote improvisado

Aplicar correctamente un estrangulamiento trasero desnudo no es fácil. Un garrote improvisado tiene muchas más posibilidades de éxito.

Haz uno con un cordón de zapato y un par de bolígrafos o artículos similares. Ata un lazo en cada extremo del cordón del zapato. Inserta bolígrafos en los lazos para hacer asas.

Ponte detrás de tu oponente y enrolla el cordón alrededor de su cuello. Tira tan fuerte como puedas hasta que pierda el conocimiento.

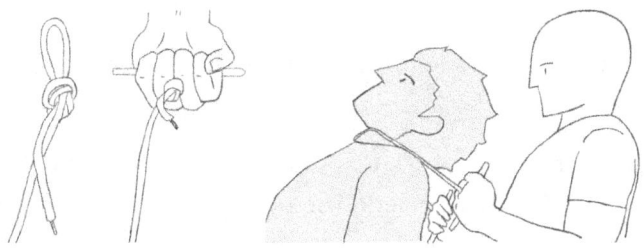

TROPIEZO SIMPLE

Hacer caer a tu oponente lo desmoralizará. Si cae incorrectamente, también puede causarle lesiones.

Cuando estás de pie, tus pies forman dos puntos de un triángulo.

El tercer punto, que puede estar en cualquier lado, es en el que estás más desequilibrado.

Cuando te fuerzan hacia este tercer punto, perderás el equilibrio y, si no puedes reposicionarte, caerás.

Para usar esto contra un oponente, coloca un pie en el tercer punto de su triángulo y utilízalo como punto de pivote para empujarlo al suelo.

Coloca tu pie o pierna lo más cerca posible de su cuerpo sin perder tu propio equilibrio.

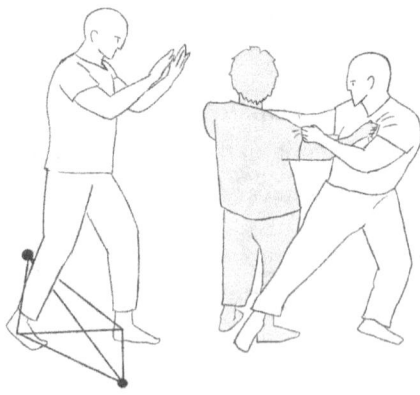

Una vez que esté en el suelo, sigue pisándolo antes de correr hacia un lugar seguro.

Acércate por un lado y pisa sus rodillas, costillas o pecho. Pisotear su cabeza es excesivo, pero puede ser necesario en una situación que amenaza tu vida.

DERRIBO DESDE EL SUELO

En la mayoría de los casos, estar en el suelo es malo y tu objetivo principal es volver a ponerte de pie. Usa la técnica de patada y pivote hasta que tengas suficiente espacio para pararte.

Si tu oponente logra evitar tu defensa de patada y pivote, coloca las manos en la posición de estallido del codo y levanta las rodillas.

Haz lo mejor que puedas para adaptar tu defensa hacia su ataque.

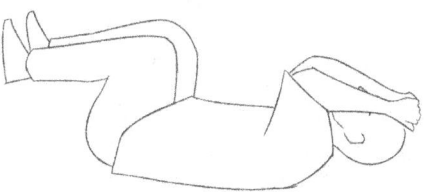

Cuando llegue una patada, o cuando se acerque lo suficiente, agarra su(s) pierna(s). Levántate sobre una rodilla y abraza sus piernas con fuerza a la altura de sus rodillas. Tíralo al suelo inclinándote sobre sus muslos y moviendo todo tu peso hacia abajo en un ángulo diagonal.

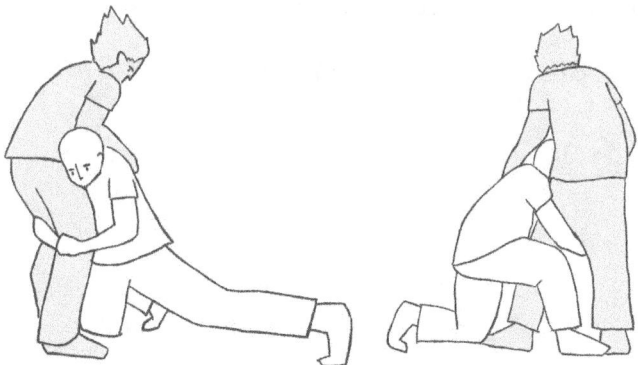

Ponte de pie y ataca o corre.

ATAQUES DE MONTAJE

Una alternativa a ponerte de pie es adoptar la posición de montura y golpear a tu oponente hasta que quede inconsciente.

Siéntate sobre su torso de modo que estés frente a él y coloca las rodillas lo más arriba posible hacia sus axilas.

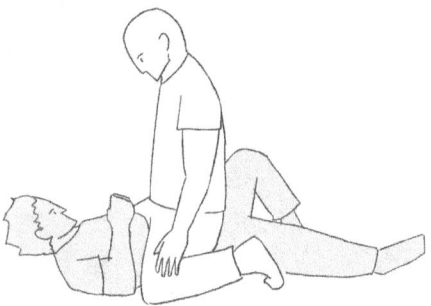

Golpea su cara o cabeza con el codo, de modo que no pegues contra el suelo si fallas.

Puedes estrangularlo colocando un brazo bajo su cuello. Agarra tu muñeca con la otra mano y aprieta fuerte para que tu hombro y bíceps corten su suministro de sangre. Funcionará mejor si su brazo está entre su cabeza y su cuello, ya que eso cerrará la brecha.

Alternativamente, usa tu hombro y el puño opuesto para apretar sus arterias.

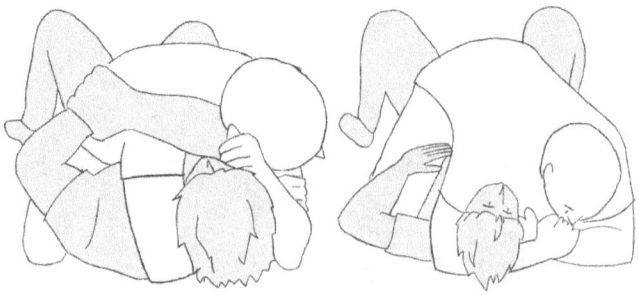

Puedes aplicar esto desde el costado o desde atrás, en el suelo o de pie, aunque el RNC es más efectivo.

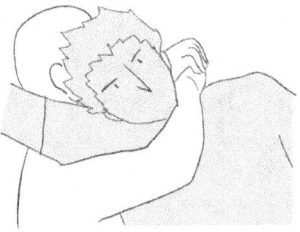

Para obtener más información sobre la lucha terrestre, visita:

www.SFNonFictionbooks.com/Foreign-Language-Books

BLITZKRIEG (GUERRA RELÁMPAGO)

El Blitzkrieg (guerra relámpago) fue una táctica militar de la Segunda Guerra Mundial que utilizó sorpresa, velocidad y un ataque de potencia de fuego concentrada, con el objetivo de terminar una batalla lo más rápido posible.

En este contexto, significa una avalancha de golpes a tu oponente desde todos los ángulos, y es una estrategia de lucha primaria en una situación de defensa personal.

Lanza cada golpe lo más fuerte y rápido que puedas. Entra en su espacio y reclámalo. Empuja constantemente a tu oponente hacia atrás y no le des tregua.

Usa blitzkrieg para abrumar a tu oponente a corta distancia o como una táctica de lucha completa de principio a fin. Es decir, comienza con golpes de largo alcance y sigue acercándote hasta que caiga.

Abrumar constantemente a tu oponente de esta manera lo desequilibrará mental y físicamente.

Ejemplo 1

- Patada baja a la rodilla
- Desviar y golpear
- Agarrar y codear
- Tropiezo simple
- Pisotear

Ejemplo 2

- Estallido de codo
- Múltiples golpes directos

- Rodillas a la cabeza
- Guillotina

Golpear el saco de boxeo con blitzkrieg en series (p. Ej., blitzkrieg de 30 segundos, descanso de 10 segundos, blitzkrieg de 30 segundos, etc.) constituye un buen ejercicio físico.

FINTA

Una finta es un ataque falso que puede utilizar para crear una apertura de ataque.

Usa una finta para asestar un golpe cuando la defensa de tu oponente sea demasiado buena para tus ataques directos.

Aunque hay muchas formas diferentes de fintar, las siguientes sencillas son suficientes para burlar al oponente promedio con fines de defensa personal.

Alta-alta

Lánzale un líder directamente a la cabeza. Tan pronto como se mueva para desviarlo, retira tu mano y luego da un golpe real en la abertura que se crea.

Baja-alta

Lanza una directa de líder baja. Tan pronto como baje la guardia para defenderse, retira tu mano y golpea su cabeza.

ATAQUES DE INMOVILIZACIÓN

Un ataque de inmovilización (IA por sus siglas en inglés) evita que un oponente mueva una parte de su cuerpo mientras atacas en la abertura que se crea.

Idealmente, fuerza una abertura mientras te mantiene protegido de la(s) parte(s) del cuerpo que inmovilizas.

Un ataque de inmovilización básico es usar una mano para inmovilizar el brazo (o brazos) de tu oponente mientras golpeas con el brazo libre.

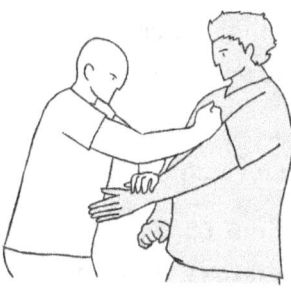

En estos dos ejemplos, el defensor inmoviliza el brazo del atacante agarrándolo. Luego tira de él mientras se golpea su cuerpo.

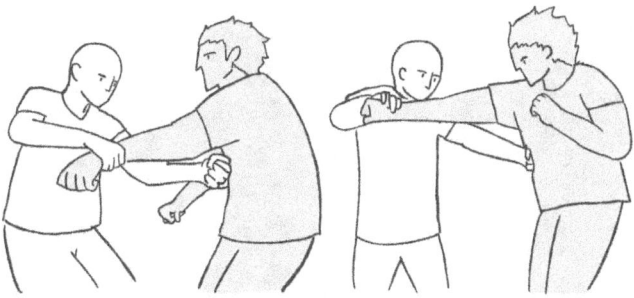

Aquí hay otro ejemplo en el que el defensor inmoviliza el brazo del atacante agarrándolo. Luego tira de él mientras lo golpea con un puño hacia atrás en la cabeza.

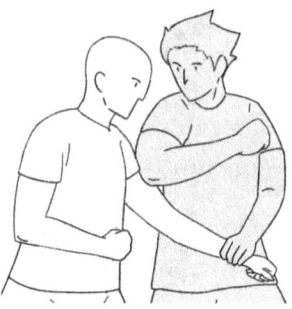

La inmovilización no se limita a las manos. Los ataques de inmovilización de brazo a pierna, pierna a pierna, cabeza y cabello son todos posibles.

Combinar una finta con un ataque de inmovilización funciona bien.

Por ejemplo, use una finta baja-alta. Cuando tu oponente baje la guardia, inmoviliza sus brazos y ataca alto.

DESARMES

Los desarmes son riesgosos. Para tener la mayor probabilidad de éxito, primero obtén tu arma propia.

Cuando estés desarmado y tu oponente tenga un arma, recuerda los siguientes consejos:

- Una patada lateral baja puede aturdir a tu oponente mientras te mantiene fuera de su alcance.
- Muévete fuerte y rápido. No le des tiempo de recuperarse ni de cambiar de táctica.
- Mantén la distancia e intenta colocar objetos estacionarios entre ustedes dos.
- Observa el arma y acércate en el momento oportuno.
- Espera lesionarte, especialmente cuando pelees con alguien que tenga un cuchillo.
- Lo que elijas hacer, hazlo con convicción. Es el todo por el todo.

ARMA VS ARMA

Si vas a luchar contra alguien con un arma, tener tu propia arma te dará la mejor oportunidad de éxito.

Además de la siguiente información, repasa el capítulo Armas improvisadas.

La mano de tu oponente es un buen objetivo secundario si está más cerca que su cabeza.

Cuando uses un cuchillo, usa el tiempo, el juego de pies y las fintas. Espera a que tu oponente ataque y luego acércate antes de que pueda recuperarse. Puedes usar una finta para cronometrar su ataque.

Si tienes un garrote, usa el golpe de arriba hacia abajo a lo largo de la línea central. Si tu oponente usa un ataque en ángulo, tu golpe de arriba hacia abajo directo ganará. Cuando ambos usan el golpe por encima de la cabeza, el ataque que golpee primero a su objetivo tendrá éxito.

Si el golpe de tu oponente va a vencer al tuyo, desvíalo. Cuando llegue su golpe, toca la parte superior de tu arma sobre la suya para desviarla. Regresa inmediatamente tu garrote a la línea central para finalizar tu golpe.

Cuando sostengas un arma más larga, mantén la ventaja de la distancia. Usa el juego de pies, golpes por encima de la cabeza y estocadas.

Capítulos Relacionados

- Juego de Pies
- Armas Improvisadas
- Finta

DEFENSA DE ARMAS BAJAS

Si no tienes otra opción, limítate a intentar desarmar a tu oponente en un ataque sorpresa, por ejemplo.

Aunque estés bien entrenado, es probable que te lesiones. Es mucho más seguro correr, rendirse o encontrar tu propia arma. Sin embargo, cuando esas opciones no son factibles, estas técnicas pueden salvarte la vida.

Esta técnica específica es para cualquier ataque con arma que llegue por debajo del punto de 90 grados del codo del atacante. No importa el tipo de agarre, el lado o el ángulo exacto desde el que ataca.

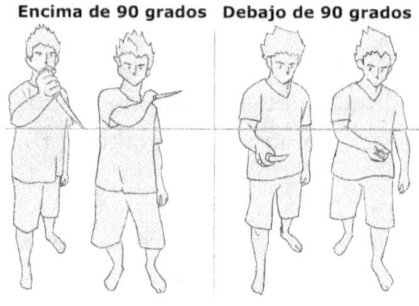

Cuando llegue el ataque, engancha su brazo con un bloqueo cruzado. Apunta ambos pulgares hacia abajo para que sea más difícil que el cuchillo se deslice. Mantén una mano alta y la otra baja para «rodear» su codo.

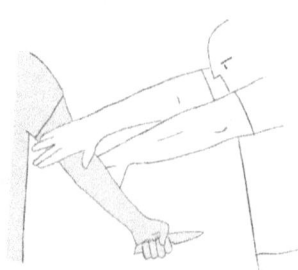

Empuja hacia adelante para evitar que retraiga el arma.

Colapsa contra él mientras redirige el arma hacia el exterior de tu cuerpo.

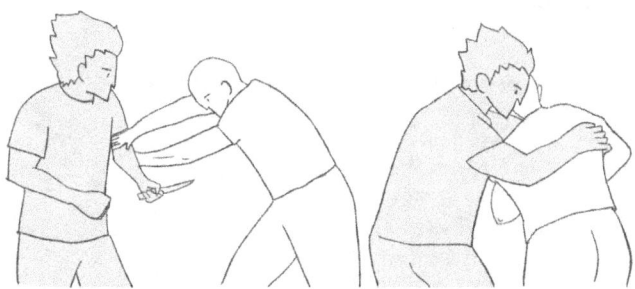

Envuelve tu brazo alrededor de él con fuerza y aléjalo inmediatamente, mientras le raspas el brazo con la axila.

Debes colocarte por debajo de su codo para minimizar su rango de movimiento con el cuchillo.

Lleva tu puño a tu pecho para bloquear su brazo usando tu axila.

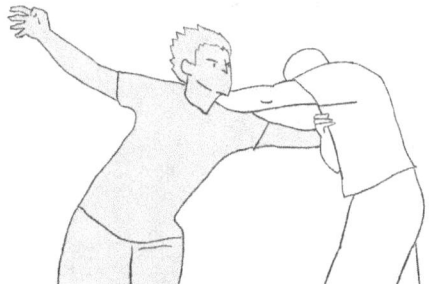

Aplica presión hacia arriba en su muñeca hasta que suelte el arma.

Golpéalo si es necesario.

DEFENSA CONTRA ARMAS ALTAS

La defensa de arma alta es para cualquier ataque que provenga por encima del punto de 90 grados del codo del atacante.

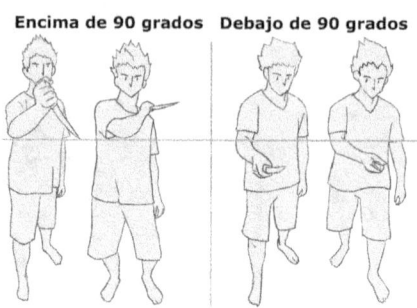

Cuando llegue el ataque, dirige una ráfaga de codo modificada hacia el hombro o parte superior del brazo que golpea.

Modifícalo colocando tu mano líder en tu frente en lugar de en la parte superior de tu cabeza. Esto baja el codo para que no lo empujes tanto hacia atrás cuando choques contra él.

Pon tus brazos sobre su hombro.

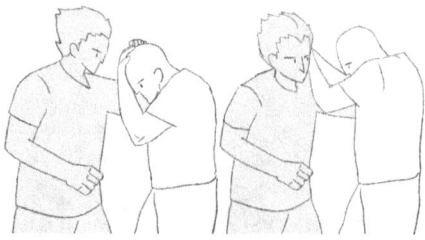

Envuelve tu brazo alrededor de él con fuerza y aléjalo inmediatamente, mientras le raspas el brazo con la axila.

Lleva tu puño a tu pecho para bloquear su brazo usando tu axila.

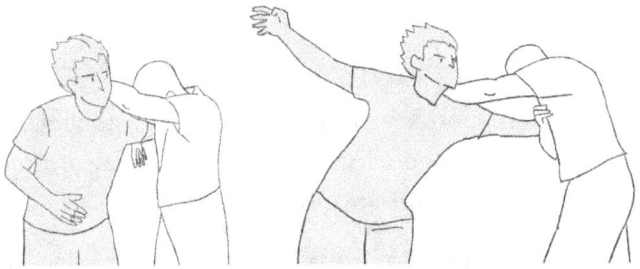

Aplica una ligera presión hacia arriba en su muñeca hasta que suelte el arma.

Golpéalo si es necesario.

DEFENSA CONTRA PISTOLA DESARMADO

Esto solo funciona cuando estás a una distancia de agarre del arma.

Cuando estés a seis metros (20 pies) o más de distancia, corre para cubrirte usando movimientos en zigzag. Si no hay protección, da vuelta en una esquina lo antes posible.

Cuando estás a menos de 6 metros (20 pies) de distancia, pero fuera del alcance de agarre, estás en la zona de peligro. Coopera hasta que surja la oportunidad de correr o desarmar a tu oponente.

Nota: Si el agresor tiene una escopeta o un rifle, su capacidad para disparar aumenta a al menos 50 m (más para un rifle).

Cuando estás a una distancia de agarre del arma, es posible desarmar a tu oponente. Considera también la posición de otras personas.

Cubierta vs ocultamiento

Esto proviene del libro *Evading and Escaping Capture (Evasión y escape de captura)*:

El encubrimiento es cualquier cosa entre tú y tu oponente que te oculta de ser visto.

La vegetación presenta un buen encubrimiento. Cuanto más haya entre tú y tu oponente, más difícil será para él verte.

La cubierta también te ocultará de la vista, pero también detendrá las balas.

Muchos objetos sólidos no califican como cubierta. Las balas atravesarán vallas de madera, puertas de automóviles, ventanas, etc.

El hormigón sólido, el metal grueso, las depresiones en la tierra y los árboles grandes tienen muchas más posibilidades de proporcionarte cubierta. Cuanto más poderosa sea la pistola (o explosión), más gruesa debe ser la cubierta.

Si tu oponente está tratando de dispararte, busca cobertura, pero si solo quiere encontrarte, el ocultamiento es suficiente.

Para obtener más información sobre el escape y la evasión, visita:

www.SFNonFictionbooks.com/Foreign-Language-Books

Defensa contra arma frontal

Agarra la mano de tu oponente y el cuerpo del arma mientras giras fuera de la línea de fuego. Es mejor hacer esto cuando está distraído.

Gira el arma alejándola de ti y hacia él, luego sácala de sus manos.

Tan pronto como tengas el arma, aléjate de él para que no pueda arrebatártela.

Comprueba que el arma esté lista para disparar, apúntale al torso y adviértele que se quede atrás. Si se acerca, dispara.

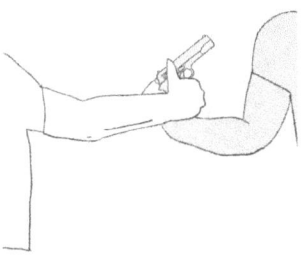

Defensa trasera

Esto es por si un atacante te pone un arma en la espalda o en la nuca.

Levanta las manos.

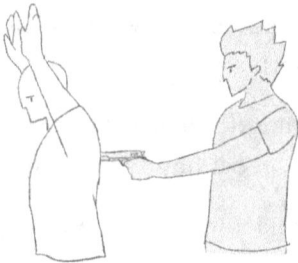

Deseas acercarte lo más posible al arma, preferiblemente para poder sentirla. Trata de sentir de qué lado está el arma y en qué mano la sostiene tu oponente. Es posible que lo puedas ver en una superficie reflejante frente a ti. Pero, si no puedes discernir esta información rápidamente, asume que el arma está en su mano derecha.

Gira en la dirección opuesta de la mano en la que crees que está el arma, de modo que termines en la parte interior del brazo de tu oponente.

Captura su brazo debajo de tu axila y asegúralo con fuerza.

Usa tu otra mano para golpearlo con la palma de la mano o con el codo.

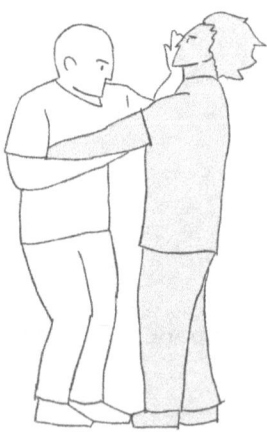

Esto aún puede funcionar si giras en la dirección equivocada, pero es más probable que funcione si te vuelves hacia él.

Continúa golpeándolo hasta que esté inconsciente.

Defensa trasera 2

Aquí hay una defensa alternativa contra armas para cuando tu oponente te agarre (en una situación de rehén, por ejemplo).

Esto solo funciona si él tiene un agarre poco apretado sobre ti. Si te sujetan con fuerza, espera hasta que afloje antes de intentarlo.

Gira fuera de su agarre y lleva tu brazo debajo del que sostiene el arma.

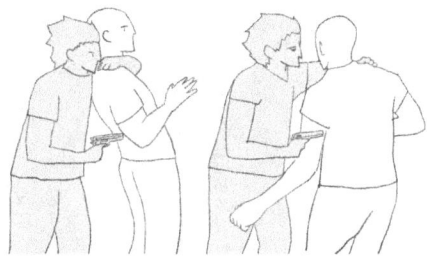

Engancha tu brazo debajo del suyo y haz un golpe con la palma. Bloquea su muñeca en la curva de tu codo sujetando tu mano a tu pecho.

Saca el arma de su mano tan pronto como hayas golpeado a tu atacante. Apúntale con el cañón.

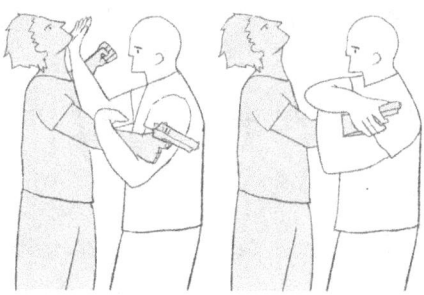

Desarmado de pistola en una entrada

Usa esta táctica cuando te escondas de un atacante al otro lado de una puerta o al doblar una esquina.

Tan pronto como veas el brazo que sostiene el arma, agarra el arma y su brazo con ambas manos.

Usa el peso de tu cuerpo para golpear el arma contra el suelo frente a ti. Cae de rodillas si es posible.

Quita el arma de su mano.

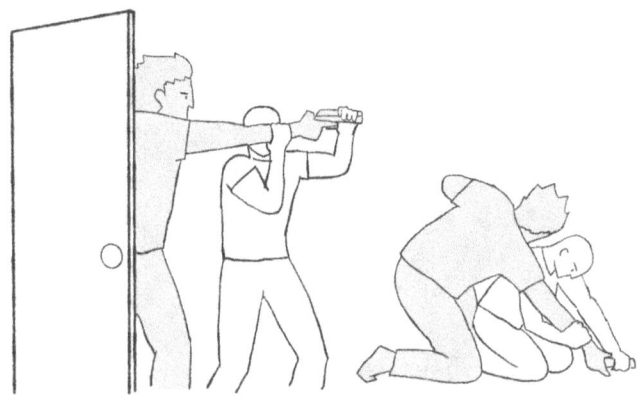

Cuando se trata de ti y un compañero, párese uno a cada lado de la puerta. Asigna una persona al brazo o arma del atacante y otra a su cabeza. Si sois tres, la tercera persona puede ir por sus piernas. No uses más de tres personas para evitar irrumpir en el camino de los demás.

Una mejor opción es conseguir un arma y golpearle su mano o antebrazo.

OPONENTES MÚLTIPLES

Un segundo oponente suele ser más peligroso que un arma convencional.

Tres o más oponentes se vuelven extremadamente peligrosos debido a su mentalidad de manada.

Evita estar rodeado y mantente alejado del suelo.

Usa el juego de pies y tu entorno para ponerte en posiciones ventajosas:

- En un terreno más alto
- De espaldas al sol (para que tus oponentes tengan que mirarlo)
- Detrás de los obstáculos

Mantenerte en un lugar es peligroso. Cambia tu distancia y ángulos continuamente.

Alinea a tus oponentes usando el juego de pies o la canalización.

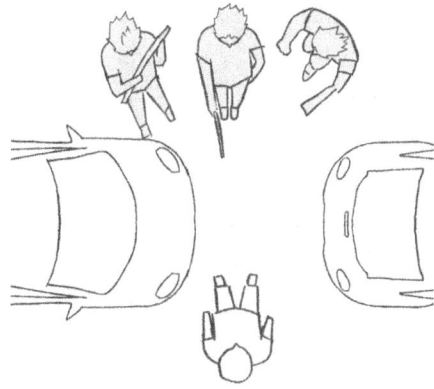

Control de la cabeza

Una persona seguirá su cabeza. Con una guillotina modificada o RNC (preferido), puedes usar un atacante como escudo humano contra los otros.

Sujeta la mano de tu asfixiante brazo a tu pecho (o sostén tu camisa) y abrázalo con fuerza, para que puedas usar tu otra mano para luchar contra los otros.

Muévete constantemente para que no pueda recuperar el equilibrio.

Cuando tengas suficiente distancia o tiempo, puedes ahogarlo.

Cuando estás rodeado

Elige un objetivo y hazle un blitzkrieg para salir del círculo.

En un grupo «débil», como un grupo de jóvenes desorganizados, eliminar al líder puede ser suficiente para asustar a los demás. Sé brutal, y diles a sus amigos que lo lleven al hospital.

En otros casos, cuando parece que todos los oponentes están dispuestos a luchar, puede ser mejor romper el eslabón más débil, ya que será más fácil.

Si tienen armas, elige siempre a la persona menos amenazante, en el siguiente orden de preferencia:

- Sin arma
- Con el arma menos peligrosa
- Con mejor posibilidad de vencerlo (mental o físicamente)

Cuando estés fuera del «círculo», huye o, si eso no es posible, gira para enfrentar a tus oponentes.

Golpe de giro

El golpe de giro es una defensa trasera alternativa a la patada lateral.

Para realizar uno, haz un codo alto hacia atrás y luego gira y mira a tu oponente. Da un paso atrás con el pie del mismo lado que tu codo.

Mientras giras, usa un golpe hacia abajo. Haz contacto con su antebrazo o con el dorso de tu puño.

Continúa tu impulso, golpeando con el talón de palma o mediante un puñetazo recto trasero.

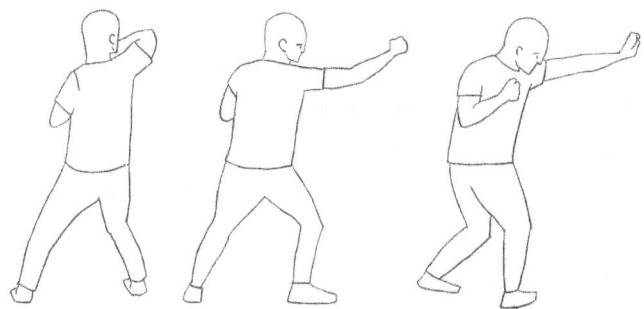

Estrategia de lucha grupal

En esta sección, el primer número indicado es tu «equipo». Por ejemplo, 2 VS 1 significa dos de ustedes contra un oponente.

La comunicación entre los miembros del equipo es importante para adaptarse a la situación, especialmente si uno de ustedes necesita ayuda.

2 VS 1

Avancen juntos a ambos lados del enemigo. Mientras te acercas, la persona en la que el oponente no está enfocado debe ir a por sus piernas, mientras que la otra se concentra en la parte superior de su cuerpo (o arma).

3 VS 2

Avancen y acérquense para que los dos que están por fuera queden también por fuera del enemigo. Quien se enfrente a su oponente solo, puede luchar o detenerse hasta que los demás hayan terminado y puedan acudir en su ayuda.

Números pares

Un peleador permanece en reserva hasta que el enemigo haya comprometido toda su fuerza. El peleador en reserva luego ataca desde atrás.

2 VS 3

Ambos atacan a un oponente a la vez hasta que hayan derrotado a los tres. Si están separados, el peleador 1 se defiende contra dos, mientras que el peleador 2 lucha uno contra uno. El peleador 2 acude en ayuda del peleador 1 cuando haya terminado con su propio oponente.

Capítulos Relacionados

- Juego de Pies
- Guillotina
- Blitzkrieg

BLOQUEOS DE CUMPLIMIENTO

No se recomiendan candados para la defensa propia, pero puede haber un momento en el que desees escoltar o aprisionar a alguien hasta que llegue ayuda.

También puedes usar los bloqueos de muñeca para desarmar, pero no lo intentes. Úsalos solo si se presenta la oportunidad mientras estás desplegando una de las otras técnicas de desarme.

Bloqueos de muñeca

Junta tus pulgares en el dorso de la mano de tu oponente, con el resto de tus dedos en el lado de la palma.

Puedes usar un «giro de muñeca» para girar su muñeca y antebrazo hacia la parte exterior de su cuerpo.

Alternativamente, fuérzalo hacia abajo apretándolo.

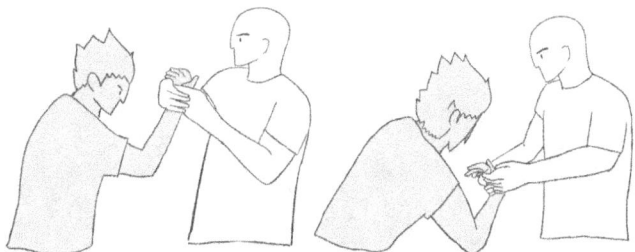

Para un «bloqueo de muñeca», gira su muñeca hacia su cuerpo.

Cuando su codo esté bloqueado, aplica presión hacia abajo o hacia él.

Observa la alternativa de ambos pulgares hacia fuera. En cambio, agarra el pulgar y la muñeca. Funciona de cualquier manera para cualquier bloqueo de muñeca.

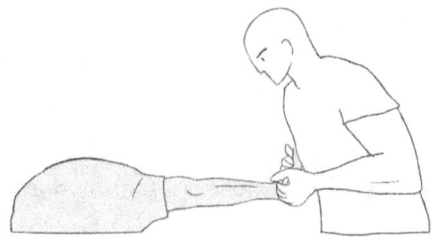

Barra de brazo

Esto usa la misma aplicación que el RNC, pero reemplaza el cuello de tu oponente con su codo.

Si lo haces estando de pie, estarás expuesto a un ataque.

En el suelo, coloca tu rodilla en el torso o cuello de tu oponente y tu otro brazo en su hombro. Esto te dará más apalancamiento y estabilidad.

A la derecha hay una variación de la barra de brazo. También te permite demostrar control apretando su cuello entre tus piernas.

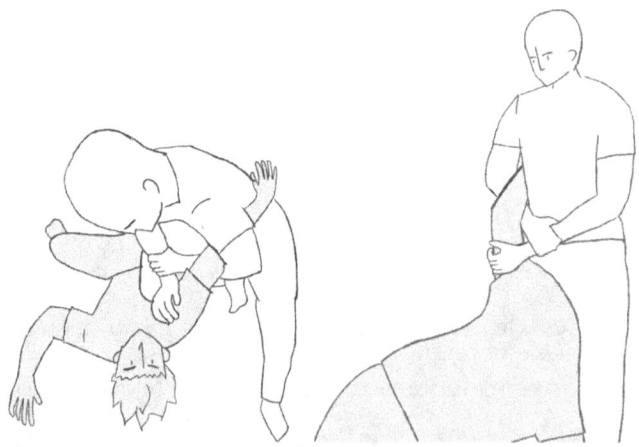

REFERENCIAS

AppOpus. (2012). *U.S. Army Field Manual FM 3-25.150 (21-150) COMBATIVES: Expanded Edition*. AppOpus.

Aviram, B. (2014). *Krav Maga: Use Your Body as a Weapon*. Skyhorse.

Cheung, W. (1852). *Dynamic Chi Sao by William Cheung*. Unique Publications.

DeMile, J. (1977). *Tao of Wing Chun Do, Vol. 2: Bruce Lee's Chi Sao*. Tao of Wing Chun Do.

Filotto, G. (2011). *Systema : The Russian Martial System*. CreateSpace Independent Publishing Platform.

Gracie, C. (2003). *Cesar Gracie Brazilian Jiu-Jitsu & Gracie Jiu-Jitsu Grappling Instructional Series*. Ultimate Imports.

Gutierrez, V. (2009). *WingTsun. Chi Sao II*. Sportimex.

Indio, D. (2012). *Mixed Martial Arts Fighting Techniques: Apply Modern Training Methods Used by MMA Pros!*. Tuttle Publishing.

Jacques, M. (2009). *The Grappler's Handbook Gi and No-Gi Techniques*. Black Belt Books.

Kemerly, T. Snyder, S. (2009) *Taekwondo Grappling Techniques: Hone Your Competitive Edge for Mixed Martial Arts*. Tuttle Publishing.

Komarov, K. (2018). *Systema Manual by Major Komarov*. 52495.

Lee, B. (2008). *Bruce Lee's Fighting Method*. Black Belt Communications.

Lee, B. (2011). *Tao of Jeet Kune Do: Expanded Edition*. Black Belt Communications.

Levine, D. Whitman, J. (2016). *Complete Krav Maga: The Ultimate Guide to Over 250 Self-Defense and Combative Techniques*. Ulysses Press.

Lung, Haha. Prowant, C. (2000). *Ninja Shadowhand - The Art Of Invisibility*. Citadel Press.

Mamiko, V. (2012). *Systema No Contact Combat*. Varangian Press.

Pentecost, D. (2016). *Put 'Em Down. Take 'Em Out!: Knife Fighting Techniques From Folsom Prison*. Allegro Editions.

Plyler, D. Seibert, C. (2009) *The Ultimate Mixed Martial Arts Training Guide: Techniques for Fitness, Self Defense, and Competition*. Krause Publications.

Poteet, J. (2019). *Jeet Kune Do Set*. Rising Sun Productions.

Sunbye, P. *Live lessons Vortex Control Self-Defense.*

Tucci, R. *Jeet Kune Do 1 - Intro to Jun Fan Kung Fu*. ESPY-TV Martial Art Videos.

Tzu, S. (2017). *The Art Of War*. CreateSpace Independent Publishing Platform.

Yeo, S. (2011). *Ninjutsu: The Secret Art of the Ninja*. Crowood.

Yimm Lee, J. (1972). *Wing Chun Kung-Fu*. Ohara Publications.

RECOMENDACIONES DEL AUTOR

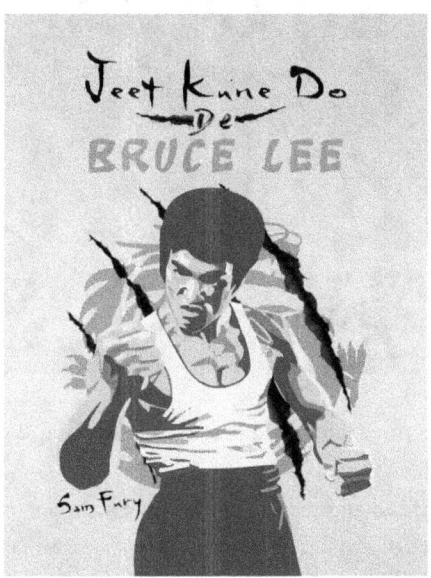

¡Aprende por ti mismo Jeet Kune Do!

Descubre una de las artes marciales más efectivas jamás inventadas, ¡porque este es un manual de entrenamiento completo del *Jeet Kune Do de Bruce Lee*.

Consíguelo ahora.

www.SFNonFictionbooks.com/Foreign-Language-Books

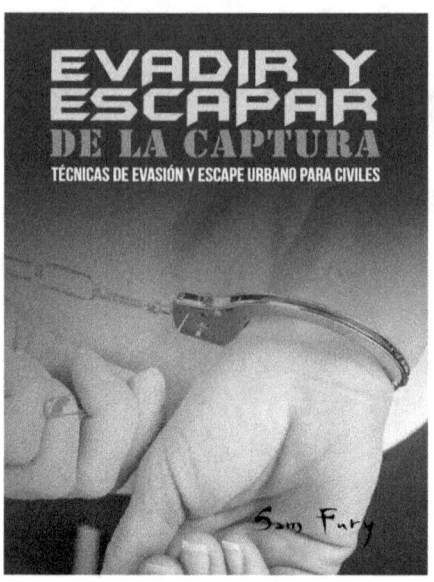

¡Aprende por ti mismo las tácticas de escape y evasión!

Descubre las habilidades que necesitas para evadir y escapar de la captura, ¡porque nunca sabes cuándo te salvarán la vida.

Consíguelo ahora.

www.SFNonFictionbooks.com/Foreign-Language-Books

ACERCA DE SAM FURY

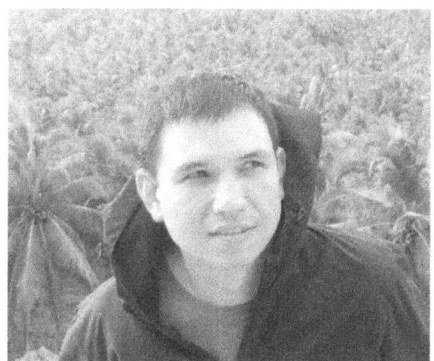

Sam Fury ha tenido una pasión por el entrenamiento de supervivencia, evasión, resistencia y escape (SERE) desde que era un niño creciendo en Australia.

Esto lo condujo a dedicar años de entrenamiento y experiencia profesional en temas relacionados, que incluyen artes marciales, entrenamiento militar, habilidades de supervivencia, deportes al aire libre y vida sostenible.

En estos días, Sam pasa su tiempo refinando las habilidades existentes, adquiriendo nuevas habilidades y compartiendo lo que aprende a través del sitio web Survival Fitness Plan.

www.SurvivalFitnessPlan.com

- amazon.com/author/samfury
- goodreads.com/SamFury
- facebook.com/AuthorSamFury
- instagram.com/AuthorSamFury
- youtube.com/SurvivalFitnessPlan

www.ingramcontent.com/pod-product-compliance
Lightning Source LLC
Chambersburg PA
CBHW071527080526
44588CB00011B/1579